Dr. med. Jutta Hübner

Aloe, Ginkgo, Mistel & Co

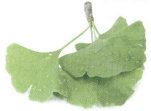

Dr. med. Jutta Hübner

Aloe, Ginkgo, Mistel & Co
Ergänzende Wirkstoffe in der Krebsbehandlung

Der Ratgeber für Patienten und Angehörige

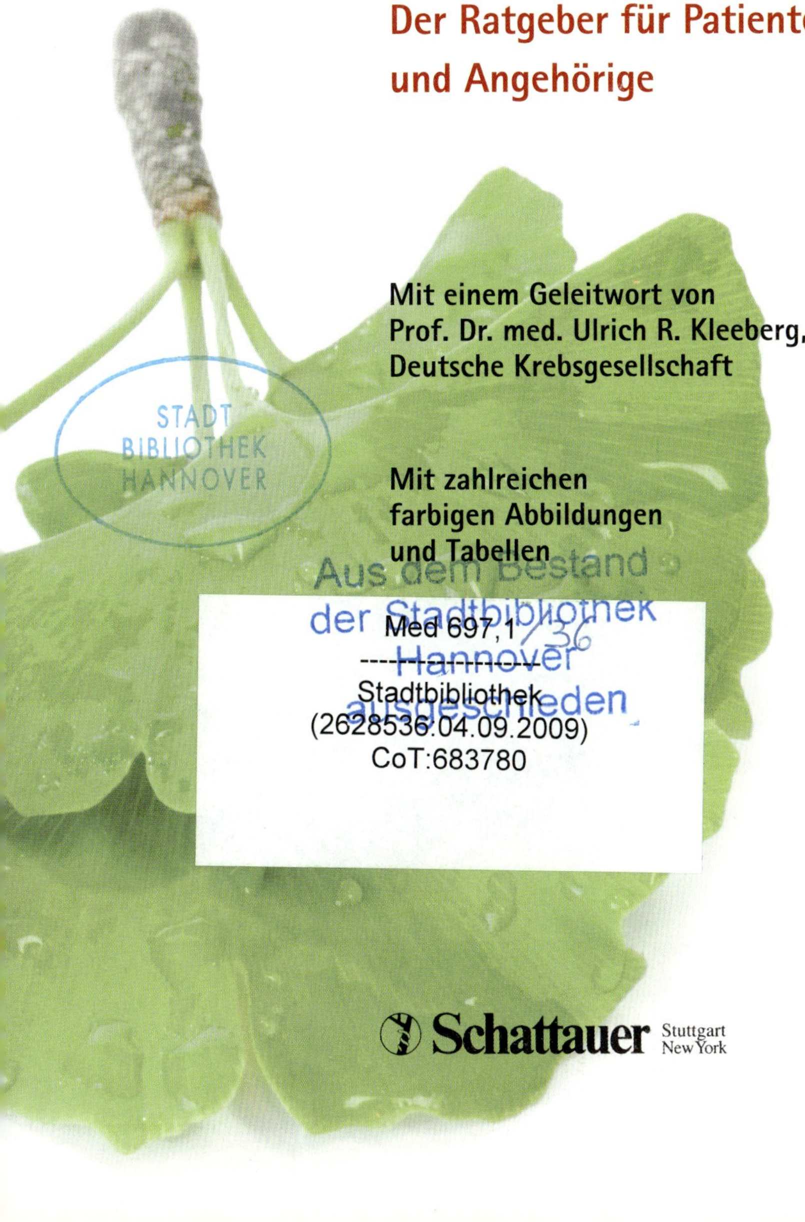

Mit einem Geleitwort von
Prof. Dr. med. Ulrich R. Kleeberg,
Deutsche Krebsgesellschaft

Mit zahlreichen
farbigen Abbildungen
und Tabellen

Schattauer
Stuttgart
New York

Dr. med. Jutta Hübner
Sprecherin des
Arbeitskreises komplementäre onkologische Medizin (AKKOM)
der Deutschen Krebsgesellschaft (DKG)
Viele Patienten und Angehörige wünschen sich an dieser Stelle eine Kontaktadresse, an die sie sich mit ihren Fragen wenden können. Bitte blättern Sie hierzu auf S. 261.

Bibliografische Information der Deutschen Nationalbibliothek
Die Deutsche Nationalbibliothek verzeichnet diese Publikation in der Deutschen Nationalbibliografie; detaillierte bibliografische Daten sind im Internet über http://dnb.d-nb.de abrufbar.

Besonderer Hinweis:
Die Medizin unterliegt einem fortwährenden Entwicklungsprozess, sodass alle Angaben, insbesondere zu diagnostischen und therapeutischen Verfahren, immer nur dem Wissensstand zum Zeitpunkt der Drucklegung des Buches entsprechen können. Hinsichtlich der angegebenen Empfehlungen zur Therapie und der Auswahl sowie Dosierung von Medikamenten wurde die größtmögliche Sorgfalt beachtet. Gleichwohl werden die Benutzer aufgefordert, die Beipackzettel und Fachinformationen der Hersteller zur Kontrolle heranzuziehen und im Zweifelsfall einen Spezialisten zu konsultieren. Fragliche Unstimmigkeiten sollten bitte im allgemeinen Interesse dem Verlag mitgeteilt werden. Der Benutzer selbst bleibt verantwortlich für jede diagnostische oder therapeutische Applikation, Medikation und Dosierung.
In diesem Buch sind eingetragene Warenzeichen (geschützte Warennamen) nicht besonders kenntlich gemacht. Es kann also aus dem Fehlen eines entsprechenden Hinweises nicht geschlossen werden, dass es sich um einen freien Warennamen handelt.
Das Werk mit allen seinen Teilen ist urheberrechtlich geschützt. Jede Verwertung außerhalb der Bestimmungen des Urheberrechtsgesetzes ist ohne schriftliche Zustimmung des Verlages unzulässig und strafbar. Kein Teil des Werkes darf in irgendeiner Form ohne schriftliche Genehmigung des Verlages reproduziert werden.

© 2009 by Schattauer GmbH, Hölderlinstraße 3, 70174 Stuttgart, Germany
E-Mail: info@schattauer.de
Internet: http://www.schattauer.de
Printed in Germany

Planung und Projektmanagement: Dipl.-Biol. Eva Wallstein, Stuttgart
Layout: Christa Gnädig, Stuttgart
Umschlagabbildungen: oben rechts: © Dagmar Ronczka/PIXELIO; oben links: Birgit Reitz-Hofmann © www.fotolia.de; unten rechts: Richard Blaker © www.fotolia.de; unten links: Karin Jähne © www.fotolia.de
Satz: Mediendesign Joachim Letsch, Radeweg 5, 73733 Esslingen
Druck und Einband: Mayr Miesbach GmbH, Druck · Medien · Verlag,
Am Windfeld 15, 83714 Miesbach

ISBN 978-3-7945-2691-8

Geleitwort

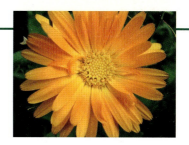

"Krankheit ist weder ein Segen noch eine Strafe, sondern vielmehr ein in der Regel zufällig eintretendes, objektives Ereignis, dem mit Logik, Wissenschaftlichkeit und Wahrheit begegnet werden muss", ... so ähnlich sah Susan Sontag, eine englische Krankenschwester, ihre Krebserkrankung, kurz bevor sie verstarb. Diese Erkenntnis mag zunächst nüchtern erscheinen, enthält jedoch eine wichtige Botschaft: Sie befreit den Patienten von dem Gedanken, die Erkrankung selbst verschuldet oder als Strafe erhalten zu haben. So öffnet sich der Blick für die Möglichkeiten, sich Hilfe und Unterstützung zu holen, anstatt die Krankheit passiv zu erdulden.

Das Zitat von Susan Sontag enthält ein weiteres wichtiges Wort – Wahrheit. Patienten haben das Recht, die Wahrheit über ihre Erkrankung zu wissen, genauso wie das Recht auf Wahrhaftigkeit im Hinblick auf verschiedene Therapiemöglichkeiten. Das Buch von Jutta Hübner ist ein wichtiger Beitrag zur Wahrhaftigkeit auf dem schwierigen Gebiet der komplementären Onkologie, also der „Krebsmedizin", die die konventionelle Medizin mit naturheilkundlichen, psychoonkologischen sowie weiteren unterstützenden Verfahren kombiniert.

„Erfahrungsmedizin" und „wissenschaftliche Medizin"

Seit Jahrhunderten konkurrieren medizinische Heilslehren und Veröffentlichungen um die Gunst des geneigten Lesers. Unterschiedlichste „Lehrmeinungen" wurden von Medizin„schulen" vertreten und mit Überzeugungen und Erkenntnissen aus Religion, Philosophie und Spiritualität vermischt.

Die alte griechische Medizin, deren Symbol der „Eid des Hippokrates" ist, wurde – nachdem sie längere Zeit „verschüttet" war – von arabischen Ärzten über Spanien in das Heilige Römische Reich Deutscher Nationen getragen. Sie war ein erster rationaler Zugang zu Krankheit und Seuchen.

Geleitwort

Das bedingungslose Unterwerfen unter die Dogmen der christlichen Kirche mündete alsbald wieder in finstere mittelalterliche Vorstellungen. Lehrmeinungen wie die von den „guten" und „schlechten" Galen'schen Körpersäften führten zu Aderlass und Purgatorium, zu Darmreinigung, zu Wundverbänden mit Gottes Erde und vielem Anderen mehr und kosteten unzähligen Kranken das Leben. Pocken und Cholera wurden als „Prüfung Gottes" gepredigt und als Strafe für Unglauben angesehen. Hier und da regte sich aber ein rational geprägter Widerstand, von einzelnen oder in Klöstern und Orden entwickelt.

Im späten 18. Jahrhundert verurteilte Johann Friedrich Struensee (1737–1772) aus Altona, ein Vertreter der frühen Aufklärung, die Straflehren der Kirche, brandmarkte Hexenkulte und formulierte: *„Es scheint mit dem Charakter der Deutschen Nation verbunden zu sein, dass ihre Ärzte allzeit etwas Scharlatanerie mit ihrer Kunst verbinden ... Zum Glück ist die deutsche Sprache den Ausländern wenig bekannt, sonst würden sie einen sonderbaren Begriff von uns bekommen ..."*[1]

Erst mit der historischen Aufklärung tat sich die Erkenntnis auf, dass auch eine verbreitete Ansicht wissenschaftlich überprüft werden müsse, d.h. eine Hypothese musste formuliert und durch wissenschaftliche Untersuchungen als richtig oder falsch bewiesen werden. Erst dieses Vorgehen ist Voraussetzung für eine der Bevölkerung wie auch dem individuellen Kranken nützende Wissenschaft. Der Durchbruch für dieses Medizinverständnis erfolgte jedoch erst im frühen 20. Jahrhundert und findet heute seinen Ausdruck in der so genannten „evidenzbasierten Medizin" (EbM), einem aus dem Englischen abgeleiteten Ausdruck für eine naturwissenschaftlich begründete Medizin.

Die geschilderten Gegensätze sind auch heute noch in der modernen Medizin lebendig. Wir haben einerseits einen rationalen, wissenschaftlich begründeten Umgang mit Medikamenten, auf der anderen Seite eine enge Verwurzelung von ergänzenden und naturheilkundlichen Heilverfahren in einer medizinischen Tradition, die sich manchmal leider gegen eine wissenschaftliche Überprüfung ausspricht.

---

[1] Johann Friedrich Struensee: Monatsschrift zum Nutzen und Vergnügen, Hamburg 1763.

Eine nur rational und wissenschaftlich verstandene Medizin trägt jedoch die Gefahr in sich, die individuelle Erkrankung des einzelnen Patienten über den allgemeinen Kamm der standardisierten Wissenschaftssicht zu scheren. Auf dem ersten Deutschen Patientenkongress 1999 warnte daher Thure von Uexküll, Mitbegründer einer rationalen Psychosomatik und onkologischen Psychologie: *„Es ist geradezu rührend zu glauben, Krankheit und deren Behandlung ließen sich auf die Formel einer evidenzbasierten Medizin beschränken"*. Ärztliche Verantwortung benötigt *Freiheit*, aber nicht *Beliebigkeit*, um beste Voraussetzungen für die Gesundung eines unverwechselbaren Individuums zu schaffen.

Veröffentlichungen zur „Komplementär- und Alternativmedizin" (KAM)

In den letzten 30 Jahren ist eine wachsende Flut von Veröffentlichungen zu verschiedensten KAM-Anwendungen und zu pflanzlichen Medikamenten, den sog. Phytotherapeutika, über uns hereingebrochen. Angesprochen werden in erster Linie Laien, aber auch Ärzte, mit dem Ziel, mit „sanfter Medizin" ein Gegengewicht zu „Stahl, Strahl und Chemie" zu verbreiten.

Um die Unabhängigkeit der Forscher von Herstellerfirmen, Kostenträgern und Politik zu sichern, werden Forschungsergebnisse in Fachzeitschriften publiziert, oft vorab von unabhängigen Gutachtern beurteilt und nach der Veröffentlichung in der Fachwelt intensiv diskutiert. Verbraucherschutzorganisationen „übersetzen" dann diese Erkenntnisse und Beurteilungen für den Laien.

Diese seriöse Berichterstattung muss von Berichten in der populären, oft auf die schnelle Sensation abzielenden „Yellow Press" über eine vermeintlich „sanfte Bio-Medizin", von politischem Wunschdenken und von gezielten Werbestrategien unterschieden werden.

Durch die Prüfung der Literaturquellen kann der erfahrene Onkologe erkennen, wie seriös eine Aussage ist. Verkappte Werbung und Fehlinformationen, im Internet wie auch in der medizinischen Presse, stellen ein hohes Risiko für den Laien, aber auch für den Arzt dar. Viele Internet-Seiten propagieren und unterstützen unbewiesene Therapien, einige sind ausgesprochen gefährlich.

Daraus ergeben sich zwei grundsätzliche Aufgaben:
- Einerseits die Unterscheidung der wissenschaftlich begründeten Forschung, welche die Wirkung von Medikamenten und Heilmethoden untersucht, von einzelnen Fallberichten der Erfahrungsmedizin, von Werbung und von weltanschaulichen Lehren.
- Andererseits die speziell an Laien gerichtete Vermittlung von neuen Erkenntnissen über Wirkungen, aber auch Neben- und Wechselwirkungen von naturheilkundlichen Verfahren.

Beides sind ganz wesentliche Aufgaben, auch wenn es um die medikamentöse Therapie von Krebskranken geht.

Pflanzliche Heilmittel können nachhaltige Wirkungen im menschlichen Organismus entwickeln und werden, wie z.B. das Johanniskraut, seit langem zum Nutzen Kranker eingesetzt. Treffen diese Heilmittel im Körper aber auf andere Wirkstoffe synthetischer oder pflanzlicher Herkunft können sich vielfältige Wechselwirkungen entwickeln – von der veränderten Aufnahme im Körper über eine abweichende Verteilung und Verstoffwechselung bis hin zu einer verstärkten oder verminderten Ausscheidung –, die den gewünschten Effekt teilweise sogar ins Gegenteil verkehren können. Durch die Verstärkung oder Abschwächung von Wirkungen können Gefahren erwachsen, deren Ausmaß noch kaum abzuschätzen ist.

Natürlich gilt dies für alle Medikamente und daher hat sich in der wissenschaftlichen Medizin die Erforschung von Wechselwirkungen zu einer wichtigen Disziplin entwickelt.

Die Arzneimittelprüfung

Die zum Schutz der Bevölkerung entwickelte strenge Arzneimittelprüfung schreibt 5 Hürden vor, die in der nachfolgenden Tabelle zusammengestellt sind. Sie bietet damit zwar noch immer keinen sicheren, aber doch weitgehenden Schutz vor Schäden und hilft so, die Wirksamkeit eines Arzneimittels auch hinsichtlich seiner Langzeitwirkungen zu klären.

1. Hürde	Wissenschaftlicher Beleg (EbM): Laborstudien und Tierversuche sowie Phase-1-, Phase-2- und Phase-3-Studien am Menschen (s. auch S. 8)
2. Hürde	Bundesinstitut für Arzneimittel und Medizinprodukte (BfArM): unabhängige fachliche Begutachtung
3. Hürde	Institut für Qualität und Wirtschaftlichkeit im Gesundheitswesen (IQWiG): Begutachtung von Nutzen und Kosten
4. Hürde	Bundesausschuss der Ärzte und Krankenkassen: Zulassung zur Finanzierung durch die Krankenkassen
5. Hürde	Versorgungsforschung BfArM und IQWiG: Dokumentation von Neben- und Wechselwirkungen bei der Anwendung in der normalen Therapie (Phase 4)

Wissenschaftliche Grundlagen für praktische Empfehlungen ...

Die Bedingungen, unter denen komplementär- und alternativmedizinische Verfahren zum Nutzen Krebskranker empfohlen werden können, sind international[2] einheitlich definiert. Unabdingbar hierfür sind Studien, die sowohl die Wirksamkeit und Unschädlichkeit eines Verfahrens oder einer Anwendung zweifelsfrei belegen wie auch eine gute Studienqualität aufweisen. Dies können wir erkennen an:
- einer klaren und einheitlichen Beschreibung der jeweiligen Therapiemethode als Voraussetzung für die Überprüfung der Ergebnisse,
- der Einhaltung von international anerkannten Grundsätzen zur Qualität einer Studie,
- der Möglichkeit, die Forschungsergebnisse frei veröffentlichen zu können,
- der Verpflichtung, auch negative Ergebnisse veröffentlichen zu müssen,

---

[2] Dialogforum Pluralismus in der Medizin der Bundesärztekammer 2004; National Cancer Institute Community – Clinical Oncology Program, USA 2005.

Geleitwort

- dem Vorliegen von inhaltlich übereinstimmenden, nachvollziehbaren Untersuchungsergebnissen,
- dem Nachweis der Wirksamkeit sowie
- klar begründeten Voraussetzungen, unter denen eine Therapie durchgeführt werden sollte.

Leider werden diese Regeln im Bereich der alternativen Heilverfahren häufig nicht eingehalten. Immer wieder wird behauptet, dass im Vergleich zur „Chemie" „natürliche Produkte" und „sanfte Verfahren" dem Körper nur Gutes tun, unschädlich sind, die „natürliche Heilkraft" fördern, „das Immunsystem anregen oder stärken" und die Lebensqualität fördern. Dabei wissen wir, dass in der Natur auch einige der stärksten Gifte vorkommen.

Die meisten naturheilkundlichen Präparate können viele unterschiedliche Wirkungen im Körper hervorrufen, über die wir nur grob etwas wissen. So ist es durchaus richtig, dass viele Naturmittel das Immunsystem stimulieren, also beispielsweise dessen Bestandteile wie die sog. Fresszellen und andere Immunzellen sowie deren jeweilige Botenstoffe anregen können. Dies klingt zunächst positiv, ist aber ein zweischneidiges Schwert. Wir haben in letzter Zeit gelernt, dass einige dieser Komponenten auch das Wachstum von Krebszellen und deren Ausbreitung fördern können. Ein vermeintlich positiver Effekt könnte also für Patienten mit Tumorerkrankungen auch schädlich sein – wir wissen es noch nicht sicher.

Auch andere den naturheilkundlichen Mitteln zugeschriebene Wirkungen müssen an größeren Patientengruppen einwandfrei belegt werden. Wichtige positive Ergebnisse aus solchen groß angelegten Studien könnten ein verlängertes Überleben aber auch eine verbesserte Lebensqualität sein.

Eine gute Möglichkeit für den Laien, zu überprüfen, ob Versprechungen nicht eher im Bereich der Scharlatanerie angesiedelt sind, geben Ihnen die nachfolgend zusammengefassten 10 Indizien[3].

Seien Sie vorsichtig, wenn Ihnen die *Methode* bzw. ein *Produkt*:
- durch Hinweise auf die exotische Herkunft interessant gemacht werden soll,

---

[3] Abgewandelt gemäß Arzneitelegramm 2003; 34, Nr. 10.

- Heilung bringen soll – selbst dann, wenn die „Schulmedizin" in auswegloser Situation versagt,
- durch umfangreiche Erfahrungen „untermauert" beschrieben wird, ohne dass Ihnen nachvollziehbare Daten aus kontrollierten, klinischen Studien zugänglich gemacht werden,
- als universell wirksam gegen eine Vielzahl verschiedener, insbesondere chronischer Erkrankungen geschildert wird, die nichts miteinander zu tun haben,
- als regelmäßig zum Erfolg führend angepriesen wird – während Misserfolge der konventionellen (parallel angewandten) Medizin angelastet werden,
- von einzelnen Personen bzw. Institutionen angeboten wird, an welche die Methode oder das Produkt ausschließlich gebunden ist oder die diese Therapie entwickelt haben und daran verdienen,
- als nebenwirkungsfrei beschrieben wird oder die Nebenwirkungen von Verfahren der konventionellen Medizin hierdurch angeblich reduziert oder aufgehoben werden sollen,
- als kompliziert dargestellt und etwaige Misserfolge lediglich auf Anwendungsfehler zurückgeführt werden,
- als bereits seit Jahren/Jahrzehnten verwendete Methode bzw. Produkt angepriesen wird, ohne offiziell anerkannt zu sein,
- als so gut bewertet angepriesen wird, dass unverständlich bleibt, warum keine Zulassung als Arzneimittel existiert.

Grundsätzlich muss jeder Griff zu zusätzlichen, eine Krebsbehandlung begleitenden pflanzlichen Heil- und Hilfsmitteln mit dem behandelnden Onkologen abgestimmt werden. Es gilt, Betroffene vor möglichen körperlichen, psychischen aber auch wirtschaftlichen Schäden zu bewahren.

Das Anliegen dieses Ratgebers ist es daher, Nutzen, Wirksamkeit und Risiken von ergänzenden Wirkstoffen darzustellen – und Patienten und deren Angehörigen wissenschaftlich fundierte und klare Empfehlungen zur Verwendung dieser Substanzen an die Hand zu geben. In den folgenden Kapiteln wird das komplexe Thema der ergänzenden Wirkstoffe im Hinblick auf die Belange von Patienten dargestellt. Die Autorin bezieht klar Stellung, trennt die Spreu vom Weizen und vermittelt den Patienten ihr Expertenwissen in verständlicher Form.

Geleitwort

Vitamine sind lebenswichtig, können aber in pharmakologischen Dosen die Wirksamkeit einer Strahlen- und/oder Chemotherapie oder auch einer antihormonellen Therapie nachhaltig stören, den Nutzen vorbeugender Maßnahmen sogar aufheben. Leid, das guten Glaubens mit Naturprodukten gelindert werden soll, wird eventuell zunächst gemildert, aber um den Preis eines späteren Tumorwachstums.

Seit über 30 Jahren befassen sich die Deutsche Krebsgesellschaft e.V. (DKG) und assoziierte wissenschaftliche Institute damit, die Bevölkerung vor irrationalen Behauptungen zu schützen. Das Deutsche Krebsforschungszentrum (DKFZ) unterhält aus Mitteln der Bundesregierung den Krebsinformationsdienst (KID) und steht jeden Tag mit gutem Rat zur Verfügung. Ein weiterer Meilenstein auf diesem Weg ist die 2007 erfolgte Gründung eines Arbeitskreises „Komplementäre onkologische Medizin" (AKKOM) der DKG, der unter dem Vorsitz von Jutta Hübner, der Autorin dieses wichtigen Patientenratgebers, die Versorgungsforschung und klinische Studien unserer wissenschaftlichen Gesellschaften begleiten soll – eine wichtige Empfehlung für die Zuverlässigkeit eines neutralen Ratgebers.

Hamburg, im Frühjahr 2009
Prof. Dr. med. Ulrich R. Kleeberg

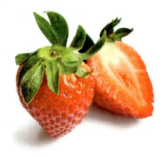

Über die Autorin

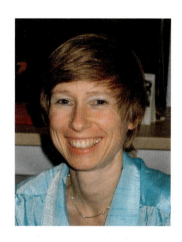

"Frau Doktor, was kann ich sonst noch tun?", eine Frage, die mir täglich mehrfach begegnet und die für unsere Patientinnen und Patienten eine sehr große Bedeutung hat. Ein Patient, der mich fragt, was er selbst noch tun kann, bringt damit einerseits sein Zutrauen – nicht nur in meine Arbeit, sondern auch in den Weg, den wir gemeinsam beschreiten – zum Ausdruck. Diese Frage ist darüber hinaus auch ein Angebot des Patienten, nicht nur die Therapie, die ich vorschlage, zu akzeptieren, sondern diese auch aktiv mitzugestalten und gleichzeitig der Hinweis, dass der Patient ganz wesentlich an Entscheidungen beteiligt sein möchte. Andererseits ist die Frage aber auch ein Zeichen von Vertrauen! Sie wird häufig erst am Ende eines Beratungsgespräches gestellt, wenn der mir gegenübersitzende Patient glaubt, dass ich ihn verstehe und respektiere.

Kaum eine Diagnose ist so erschütternd wie die Diagnose Krebs! *„Eine unheimliche Erkrankung, in mir gewachsen, ohne dass ich es zunächst bemerkt habe, mich zerstörend, aber doch ein Teil meiner selbst. Was oder wer ist schuld, und was kommt jetzt auf mich zu?"* Angst, Verzweiflung, manchmal auch Wut sind die ersten Reaktionen, die diese Diagnose auslöst.

Eine Patientin oder einen Patienten mit einer Krebserkrankung begleiten wir oft eine lange Zeit, die einen überaus intensiven Lebensabschnitt darstellt. Viele unserer Patienten entwickeln erstaunliche Kräfte, mit der Diagnose, der Erkrankung und der Behandlung fertig zu werden. Hierzu gehören körperliche Kräfte, Durchhaltevermögen und der Wille zu überleben, dem eigenen Leben einen Sinn zu geben.

Diese Sinnfindung der Patientinnen und Patienten in verschiedensten Situationen immer wieder neu zu begleiten – das ist für mich das Wichtigste an meiner Arbeit. Dadurch ergibt sich auch für meine Arbeit ein entscheidender Sinn, und ich kann meiner Verantwortung den Patienten gegenüber gerecht werden. Diese Verantwortung beinhaltet ganz wesentlich die Beratung des Patienten zu Therapieentscheidungen oder -empfehlungen. Sie bedeutet, nicht nur die reinen Fakten der Erkrankung und möglicher Therapien zu sehen, sondern den mir gegenüber sitzenden individuellen Menschen als Ganzes, als Wesen aus Körper, Seele und Geist zu begreifen.

Während meiner Schulzeit standen eher die Naturwissenschaften im Vordergrund – Physik und Mathematik – wie auch engagierte Diskussionen in den geisteswissenschaftlichen Fächern wie Philosophie und Geschichte. Erst während meines letzten Schuljahrs habe ich mich entschieden, Medizin zu studieren. Bereits in den ersten Tagen des Krankenpflegepraktikums wurde mir damals aber klar, dass ich mein Wissen und Können nicht auf Papier und Computer konzentrieren, sondern für und mit Menschen und Patienten nutzen möchte.

Der Wunsch, Zusammenhänge zu verstehen, ist mir auch in der Medizin wichtig. Die Basis meiner Entscheidungen und Empfehlungen sind Forschungsergebnisse, die sich in der Onkologie in einem atemberaubenden Tempo neu ergeben. Immer tiefer wird so unser Verständnis der Zusammenhänge von Erkrankungen und Therapiemöglichkeiten.

Wenn ich meinen Patienten erkläre, was ich unter ganzheitlich verstehe, so sind mir hierbei immer zwei Aspekte wichtig. Ganzheitliche Onkologie bedeutet die Akzeptanz des „ganzen" Menschen und das Arbeiten mit diesem Menschen, der immer als eine Einheit aus Körper, Seele und Geist gesehen wird.

Körper und Seele werden in der modernen Medizin häufig durch verschiedene Berufsgruppen repräsentiert, wobei Ärzte, Krankenpflegekräfte und Physiotherapeuten eher der Körper-orientierten Therapie, Psychotherapeuten klar der Seele-orientierten Therapie zugeordnet werden. Ein erster Schritt in die Richtung einer ganzheitlichen Medizin gelingt, wenn diese Berufsgruppen eng zusammen arbeiten. Das eigentliche Geheimnis ist jedoch, dass jeder beide Aspekte im unmittelbaren Umgang mit dem Patienten einbringt. Dies setzt neben der hohen fachlichen auch eine sehr hohe menschliche Kompetenz voraus.

Geist kann man entweder unter spirituellen Aspekten betrachten, bei denen die Sinnfrage zu höheren Mächten führt, die einem diese Erkrankung als „Aufgabe" gestellt haben, oder auch unter philosophisch-ethischen Aspekten mit der ganz generellen Frage nach dem Sinn des Lebens: *„Welchen Sinn kann mein Leben jetzt haben, wo es so bedroht ist?"* Auch diese Frage kann in Beratungsgesprächen und Vorträgen Raum und Zeit finden und muss nicht auf Gottesdienste und in seelsorgerische Gespräche verschoben werden.

Meine Patientinnen und Patienten sind immer wieder erstaunt, wenn ich in der Beratung oder in unseren Seminaren zunächst einmal darauf hinweise, dass die Grundlage und das Natürlichste in der Naturheilkunde eine gesunde und ausgewogene Ernährung sowie ausreichende Bewegung oder sogar sportliche Betätigung sind. Auch therapeutische Anwendungen in der Krankengymnastik oder in der Bäder-/Massage-Abteilung sind letzten Endes „naturheilkundliche Anwendungen". Die direkte Arbeit mit und am Patienten in der Krankenpflege, der Einsatz von Wärme, Kälte, Wasser oder auch anderen Reizen, wie sie beispielsweise in der Aromatherapie genutzt werden, verstehen wir ebenfalls als Naturheilkunde, und vermitteln sie so, dass sie der Patient auch selbst zuhause einsetzen kann.

In allen Bereichen können wir für unsere Patienten jedoch immer nur Berater sein. Mir ist es wichtig, dass Patienten ihre Entscheidungen jederzeit selbst treffen können, auch wenn sie dabei Entscheidungen treffen, bei denen es mir schwer fällt, sie zu akzeptieren, weil ich glaube, dass unser medizinisches Wissen und unsere berufliche Erfahrung für eine andere Entscheidung sprechen. Um einem Patienten diese Möglichkeit zu einer eigenständigen Entscheidung zu geben, sind seine Fähigkeiten und Kompetenzen unbedingt zu berücksichtigen. Auch unsere Patienten benötigen für ihre Entscheidungen Wissen. Dieses zu vermitteln, ist mit eine unserer wichtigsten Aufgaben.

In meinen Beratungen sind Fragen nach der schulmedizinischen Therapie, der Naturheilkunde und den so genannten Alternativen häufig. Immer wieder berichten mir Patienten, dass sie diese Fragen auch schon an verschiedenen anderen Stellen gestellt, häufig aber keine guten, d.h. ihnen persönlich weiterhelfenden Antworten erhalten haben.

Naturheilkunde in der Onkologie ist nicht immer eine sanfte, nebenwirkungsfreie Therapie. Der Satz *„Hilft vielleicht nicht, schadet aber auch nicht"* ist mit Sicherheit ebenso falsch wie die Behauptung, dass *„Kräuter wohl nicht nützen können"*. Denn gerade bei der Behandlung von Nebenwirkungen, z.B. im Rahmen einer Chemo- oder Strahlentherapie, können naturheilkundliche Methoden sehr gut unterstützend wirken. Allerdings muss immer darauf geachtet werden,

Über die Autorin

ob diese naturheilkundlichen Begleittherapien die gleichzeitig notwendige schulmedizinische Therapie gegen die Krebserkrankung nicht negativ beeinflussen. Leider gibt es immer wieder Patienten, die von wohlmeinenden Ärzten, Heilpraktikern, Apothekern oder Bekannten Ratschläge zu „sanften" Mitteln erhalten, von denen wir wissen, dass sie die Wirkung der Therapie gefährden. Und leider ist auch der Anteil der Scharlatane auf diesem Sektor nicht zu vernachlässigen, die unwirksame oder gar schädliche Methoden und Substanzen lediglich zu ihrem eigenen Profit anbieten.

Da die so genannte Schulmedizin und die sie begleitende komplementäre, also ergänzende Naturheilkunde sehr gut aufeinander abgestimmt werden müssen, würde ich mir wünschen, dass Patienten bei den sie betreuenden Onkologen und Fachärzten auf entsprechendes Wissen stoßen würden. Um ehrlich und fundiert beraten zu können, müssen Ärzte auf wissenschaftliche Untersuchungsergebnisse zurückgreifen. Häufig wird behauptet, dass es diese in der Naturheilkunde nicht oder nicht ausreichend gibt, dass die Ergebnisse schlecht seien oder dass es auch gar nicht möglich sei, die Methoden der Naturheilkunde wissenschaftlich zu erforschen. Dass dies nicht richtig ist, habe ich in einem Buch, das sich an Ärzte richtet, gezeigt. Für die häufigsten, in Deutschland alternativ und ergänzend verwendeten Substanzen habe ich in diesem Buch unser Wissen zusammengestellt. Mit der Entstehung dieses speziell an Ärzte gerichteten Buches entwickelte sich auch die Idee, ein begleitendes Patientenbuch zu schreiben, das genau die gleichen Inhalte vermitteln soll, jedoch in einer für die Betroffenen verständlichen Sprache – ein an Patienten und deren Angehörige gerichtetes Buch, das genau auf deren Belange, Fragen und Erfordernisse zugeschnitten ist. Arzt, Patient und Angehörige sollen so eine Grundlage für ein gemeinsames Gespräch „auf Augenhöhe" erhalten.

Aus meiner langjähriger Erfahrung in der Patientenberatung, aus Diskussionen in Vorträgen und aus wertvollen Anregungen und Hinweisen in Einzelgesprächen ist dieses Buch letztendlich entstanden. Ich würde mir wünschen, dass es eine Brücke zwischen Schulmedizin und Naturheilkunde und zwischen meinen engagierten ärztlichen Kolleginnen und Kollegen und unseren ratsuchenden Patienten baut.

Kassel, im Frühjahr 2009
Dr. med. Jutta Hübner

Inhalt

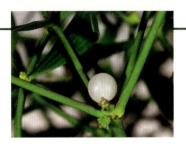

Wie kommt es zu einer Krebserkrankung?	1
Tumortherapie – was bewirken ergänzende Wirkstoffe in der Krebsbehandlung?	4
Wissenschaftliche Studien – und was Sie dazu wissen müssen...	7
Wann sind Medikamente erstattungsfähig?	10
Ernährung – welche Rolle spielt sie bei der Vorbeugung einer Krebserkrankung?	12
Grundsätzliches zur gesunden Ernährung	14
Wichtige Ernährungsbestandteile	
Vitamine	16
Weitere Antioxidanzien	18
Mineralien und Spurenelemente	18
Omega-3-Fettsäuren	19
Sekundäre Pflanzenstoffe	19
Phytosterine, Phytoöstrogene und Isoflavone	20
Weitere sekundäre Pflanzenstoffe	22
Übergewicht	26
Weitere Risikofaktoren	26

Ernährung und Bewegung – wie wichtig sind sie während einer Strahlen- und/oder Chemotherapie? — 27

Grundsätzliche Hinweise — 27

Was kann mit Nahrungsergänzungsmitteln während einer Tumortherapie erreicht werden? — 31

Welchen Stellenwert haben Bewegung und Sport bei der Krebserkrankung? — 32

Bei welchen Krebs- und Therapiefolgeerkrankungen ist eine komplementärmedizinische Behandlung sinnvoll? — 33

Appetitlosigkeit — 33

Depression — 33

Diarrhö (Durchfall) — 34

Erschöpfung — 34

Hustenreiz — 35

Leberschädigung — 36

Lymphödem — 37

Magenschleimhautentzündung — 38

Meteorismus (Blähungen) — 38

Mundschleimhautentzündung — 39

Obstipation (Verstopfung) — 40

Schädigung des Herzmuskels — 41

Schädigung des Immunsystems — 41

Schlafstörungen — 42

Schmerzen — 43

Strahlentherapiefolgeschäden — 45

Übelkeit — 46

Wechseljahresbeschwerden — 47

Die 117 ergänzenden Wirkstoffe:
von A(loe) bis Z(itrusflavonoide)

Aloe, Wüstenlilie (*Aloe vera* bzw. *barbadensis*)	51
Amygdalin	53
Anamu (*Petiveria alliacea*)	55
Anthocyane	56
Apigenin	58
Arganöl	60
Arginin	61
Asiatische Pilze	62
Avemar®	64
Ballonerbse (*Sutherlandia frutescens*)	65
Beifuß (*Artemisia annua anamed*)	66
Biobran®	67
Brennnessel (*Urtica dioica*)	68
Cannabis, Hanf (*Cannabis sativa*)	69
Canthaxanthin	71
Capsaicin	73
Carnitin	75
Carnosol	77
Chinesischer Engelswurz (*Angelica sinensis*)	78
Chlorogensäure	79
Cimetidin	80
Coenyzm Q10/Ubichinon	81
Cumarin	82
Curcumin	83

Inhalt

Ellagsäure	85
Emodin	86
Enzyme	87
Eugenol	89
Faktor AF 2	90
Ferulasäure	91
Flor Essence®/Essiac®	93
Folsäure	95
Galactose	97
Galavit®	98
Geraniol	99
Ginkgo (*Ginkgo biloba*)	100
Ginseng (*Panax ginseng*)	102
Glucarat	104
Glutamin	105
Glutathion	106
Granatapfel (*Punica granatum*)	108
Grüner Tee (*Camellia sinensis*)	110
Haifischknorpelextrakt	112
Honig	114
Honokiol (*Magnolia officinalis*)	116
Hydrazinsulfat	117
Indol-3-Carbinol	118
Ingwer (*Zingiber officinale*)	120
Inositol-Hexaphosphat	122

Inhalt

Isoflavone — 124
Isothiocyanate — 128

Kaempherol — 129
Kaffeesäureester — 130
Katzenkralle (*Uncaria tormentosa*) — 132
Knoblauch (*Allium sativum*) — 134
Kombucha — 136
Kurzkettige Fettsäuren — 137

Lapacho — 139
Leinsamen und Leinöl — 140
Lignane — 142
Limonen — 143
Lutein — 145
Lycopin — 146

Mariendistel (*Silybum marianum*) — 148
Melatonin — 150
Melittin — 152
Mistel (*Viscum*) — 153
Modifiziertes Zitruspektin — 156
Moosbeere, Cranberry (*Vaccinium macrocarpon*) — 157
Myrobalanen (*Terminalia*) — 158

N-Acetylcystein — 159
Nachtschattengewächse (*Solanum*) — 161
Noni (*Morinda citrifolia*) — 162

XXI

Oleanolsäure — 163
Omega-3-Fettsäuren — 164
Omega-6-Fettsäuren — 166
Oridonin — 168

PC-SPES/Prostasol® — 169
Perillylalkohol — 171
Polyerga® — 172
Probiotika — 173
Propolis — 175
Proteaseinhibitoren — 176

Quercetin — 177

Resveratrol — 179
Rooibos (*Aspalathus linearis*) — 181
Rutin — 182

Saikosaponine — 183
Schlafbeere (*Withania somnifera*) — 184
Schlangengift — 185
Scutellaria (*Scutellaria baicalensis*) — 187
Selen — 188
Sojasaponine — 191
Spirulina — 192
Squalen — 194
Süßholzwurzel (*Glycyrrhiza glabra*) — 195

Inhalt

Teufelskralle (*Harpagophytum procumbens*) — 197
Theanin — 199
Thymus — 200
Tragant (*Astragalus*) — 202
Traubenkernöl — 203
Traubensilberkerze (*Cimicifuga racemosa*) — 205

Ukrain — 207
Ursolsäure — 209

Vitamin A — 210
Vitamin B_1 (*Thiamin*) — 213
Vitamin B_6 — 215
Vitamin B_{12} — 217
Vitamin C — 219
Vitamin D — 221
Vitamin E — 223

Weidenrinde — 225
Weihrauch (*Boswellia*) — 226

Zeaxanthin — 228
Zeolithe — 229
Zink — 230
Zitrusflavonoide — 232

Anhang

Übersichten zu den ergänzenden Wirkstoffen und deren Verwendung in der Krebsbehandlung — 235

Übersicht 1: Krebs- oder therapiebedingte Beschwerden, bei denen ergänzende Wirkstoffe aus der Naturheilkunde genutzt werden können — 235

Übersicht 2: Ergänzende Wirkstoffe, die zur Behandlung von Beschwerden eingesetzt werden können — 239

Kontaktadressen und Internetseiten — 261

Selbsthilfegruppen — 261

Allgemeine Institutionen — 265

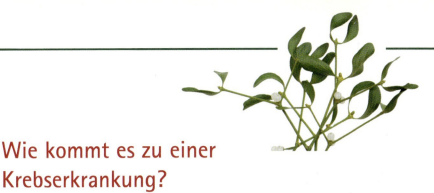

Wie kommt es zu einer Krebserkrankung?

Die meisten Patientinnen und Patienten sind erstaunt, wenn ich in einem unserer Vorträge über die Entstehungsdauer eines Krebsknotens berichte. Fast alle vermuten, dass die Entwicklungszeit 2–3 Jahre beträgt; die Wissenschaft geht jedoch von mindestens 10, eher von 20–30 Jahren aus, die von den ersten Veränderungen einer einzelnen Zelle bis zur Entdeckung des „ersten Knotens" vergehen. Ausnahme sind wenige, sehr aggressiv wachsende Tumoren, wie z. B. die Entwicklung einer akuten Leukämie oder auch Krebserkrankungen bei Kindern.

Die Forschungen der letzten Jahre haben sehr viele Ergebnisse erbracht, sodass wir inzwischen immer besser verstehen, welche Vorgänge aus einer völlig nor-

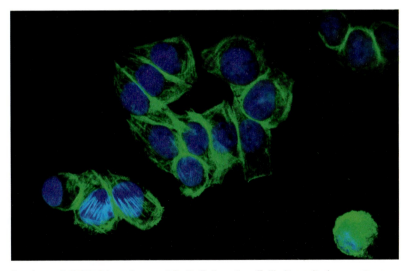

Durch spezielle Verfahren lassen sich die Zellen einer Zellkultur mit einem grünen, die Zellkerne mit einem blauen Fluoreszenzfarbstoff anfärben.

Wie kommt es zu einer Krebserkrankung?

mal funktionierenden Zelle eines gesunden Organs eine Tumorzelle entstehen lassen.

Vorab kurz einige grundlegende Fakten zur Biologie von Zellen: Jede Zelle enthält einen Zellkern, in dem sich die genetische Information befindet. Alle Zellen eines menschlichen Individuums haben die gleichen genetischen Informationen, die jedoch von Zelle zu Zelle unterschiedlich aktiviert werden. Dies führt zu den verschiedenen Eigenschaften, die z. B. eine Hautzelle von einer Muskelzelle oder einer Leberzelle mit ihrer jeweils ganz charakteristischen Funktion unterscheidet. Jede Zelle muss also wissen, welchen Teil der genetischen Information sie wann für ihre eigene Arbeit „ablesen" muss.

Ganz wesentliche, in allen Zellen enthaltene Informationen regeln die Zusammenarbeit der Zellen im Organismus und stimmen sie aufeinander ab. Zellwachstum und Zellteilungsvorgänge müssen ebenfalls in Abstimmung mit den Nachbarzellen und orientiert an den Bedürfnissen des Gesamtorganismus erfolgen. Darüber hinaus kontrollieren gesunde Zellen ihre Funktion ständig und setzen bei einer Fehlfunktion Reparaturmechanismen in Gang. Zellen, die zu einer normalen Funktion nicht mehr fähig sind, sterben in der Regel durch einen von

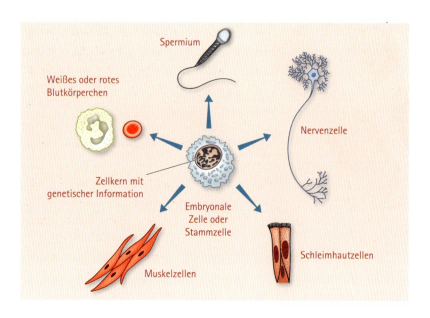

Wie kommt es zu einer Krebserkrankung?

der Zelle selbst ausgelösten Zelltod, der von Wissenschaftlern als „Apoptose" bezeichnet wird – die Zellen begehen gewissermaßen „Selbstmord". Diese Fähigkeit zur Zerstörung eigener, „funktionsabweichender" Zellen ist eine ganz wesentliche Funktion in einem intakten Lebewesen, denn sie garantiert, dass der Organismus insgesamt seine Gesundheit erhält und erkrankte Zellen durch nachwachsende junge und gesunde Zellen ersetzt werden.

Ein weiterer wesentlicher Mechanismus sorgt dafür, dass Zellen immer in ihrem Zellverband verbleiben, also an dem Ort bzw. in dem Organ, in dem sie ihre Arbeit leisten müssen. Ausnahmen sind lediglich die Blut- und Immunzellen, die sich im Körper frei bewegen können, sowie Keimzellen, die jedoch in speziellen Ausführungsgängen transportiert werden.

Ruft man sich nun die vier nachfolgend genannten Eigenschaften noch einmal ins Gedächtnis:
- Funktion in Abstimmung mit den Nachbarzellen,
- koordiniertes Wachstum und regulierte Zellteilung,
- Auslösung von Apoptose bei anhaltenden Fehlfunktionen,
- Ortsgebundenheit der Zelle,

– und stellt sich nun eine Zelle vor, die diese Eigenschaften nicht mehr besitzt, so entsteht vor dem eigenen geistigen Auge das Bild einer Krebszelle.

Diese fehlfunktionierende Zelle nimmt keine Rücksicht auf die Umgebung, sie zerstört die benachbarten Zellen, vermehrt sich immer weiter und gibt damit ihre bösartigen Eigenschaften auch an die Tochterzellen weiter. Die Zelle überlebt so trotz ihrer offensichtlichen Fehlfunktion, bildet ein „Krebsgeschwür" – womit sich die Krebserkrankung im Körper etabliert – und irgendwann beginnen ihre Tochterzellen aus dem ursprünglichen ersten Krebsknoten in die Lymphe oder das Blut auszuwandern und gelangen mit dem Blut- oder Lymphstrom in andere Organe, um dort neue Tochtergeschwülste (Metastasen) zu bilden.

Wir wissen, dass für die Entstehung einer Krebszelle aus einer normalen Zelle eine ganze Reihe von genetischen Veränderungen erforderlich ist. Diese Veränderungen führen letztendlich zu den neuen Eigenschaften dieser nun bösartigen Krebszelle.

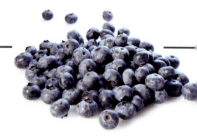

Tumortherapie – was bewirken ergänzende Wirkstoffe in der Krebsbehandlung?

Die klassische Therapie von bösartigen Tumoren besteht aus Operation, Strahlentherapie und Chemotherapie, alles Verfahren, die darauf ausgerichtet sind, die bösartigen Zellen zu zerstören. In der letzten Zeit sind einige weitere Therapiemöglichkeiten hinzugekommen, in die wir im Moment große Hoffnungen setzen, da sie möglicherweise die Tumorzellen gezielter angreifen – und dabei auch die gesunden Zellen schonen. Hier machen wir uns unser zunehmendes Wissen über die Zusammenhänge der Krebsentstehung zunutze.

Aus Sicht des Patienten zeichnet sich die wissenschaftliche Onkologie – also die Wissenschaft, die sich mit Krebserkrankungen befasst – leider oft durch einen hohen Grad an Nebenwirkungen aus. Für einige Patienten geht sie mit langanhal-

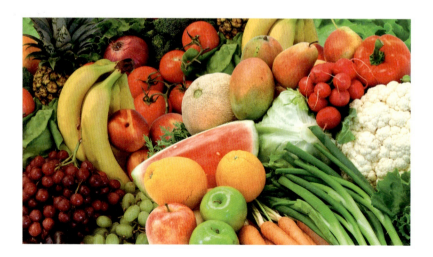

tenden oder lebenslangen Folgeerscheinungen einher. Auch die modernen Therapiewege sind nicht nebenwirkungsfrei. Dies ist neben dem allgemein von vielen Patienten empfundenen Unbehagen gegenüber einer hochtechnisierten Medizin der Grund, sich nach „alternativen" Methoden umzusehen.

Die in diesem Buch dargestellte „Naturheilkunde in der Onkologie" versteht sich nicht(!) als Alternative, sondern als komplementäre, also als ergänzende Medizin. Sie betont die Notwendigkeit einer wissenschaftlichen Orientierung und sieht sich selbst als Teil der wissenschaftlichen Medizin, die allerdings Kenntnisse und Methoden aus der Naturheilkunde in dieses Konzept mit einbezieht. Wenn so genannte „Schulmedizin" und „komplementäre Medizin" zusammenkommen, müssen wir beachten, dass auch zwischen naturheilkundlichen Substanzen (z. B. Pflanzenextrakten) und Chemotherapeutika oder anderen Medikamenten Wechselwirkungen bestehen. Mit diesem wissenschaftlichen Ansatz wird die künstliche Trennung von „Schulmedizin" und „komplementärer Medizin" aufgelöst.

„‚Ergänzende' oder ‚komplementäre Wirkstoffe' – was versteht man denn eigentlich genau darunter?", werden Sie sich nun sicherlich fragen. Hierbei handelt es sich um Substanzen, die in verschiedensten natürlichen „Rohstoffen" – zumeist in Pflanzen, aber auch in Nahrungsmitteln wie Honig etc. – vorkommen und eine die körpereigenen Kräfte unterstützende Wirkung haben. Sie können ergänzend in der Krebsbehandlung eingesetzt werden – natürlich immer in Absprache mit dem behandelnden Arzt.

Für viele ergänzende Wirkstoffe, insbesondere für die sekundären Pflanzenstoffe (s. S. 19), liegen hochinteressante Ergebnisse aus Laborexperimenten vor. Diese Substanzen können ebenso wie die modernen, neu entwickelten Medikamente bestimmte Stoffwechselwege in der Tumorzelle beeinflussen und haben damit Auswirkungen auf deren Biologie. Leider gibt es erst wenige Tierexperimente, klinische Studien bei Patienten fehlen meist.

> **!** Eine positive Empfehlung dieser Substanzen ist deshalb oft noch nicht möglich. Auch Nebenwirkungen und Risiken sind vielfach noch unklar.

Tumortherapie – ergänzende Wirkstoffe in der Krebsbehandlung

Eine Übertragung vom Laborexperiment auf die Situation beim Patienten ist nicht 1:1 möglich, da die Stoffwechselwege im Gesamtorganismus wesentlich komplizierter sind als in der einzelnen Tumorzelle im Laborexperiment. Auch eine Übertragung vom Tierexperiment auf den Menschen ist nicht einfach möglich, da der Stoffwechsel von Mensch und Tier verschieden ist.

> **!** Wenn wir Naturheilkunde ernst nehmen, müssen wir auch von der Einnahme einer naturheilkundlichen Substanz abraten, die das Tumorwachstum fördert oder die Effekte der Schulmedizin abschwächt.
> Naturheilkundliche Mittel können aber auch untereinander Wechselwirkungen zeigen. Hierzu gibt es erst sehr wenige Untersuchungen. Aus diesem Grunde empfehle ich nie eine Kombination naturheilkundlicher Präparate in größerer Anzahl.

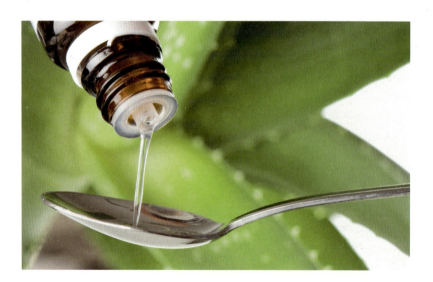

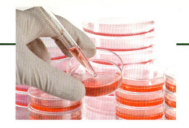

Wissenschaftliche Studien – und was Sie dazu wissen müssen ...

In der Therapie von Krebserkrankungen haben wir viele Fortschritte durch neue Medikamente und Medikamentenkombinationen gemacht.

Die Behandlung von Patienten beruht auf Studienergebnissen, die nach international festgelegten wissenschaftlichen Kriterien bewertet werden. Dies macht die Therapie für die Patienten sicher und trägt zu einem hohen Behandlungsstandard bei.

Eine neue Substanz wird zunächst im Labor auf ihre möglichen Wirkungen überprüft. In diesen so genannten In-vitro-Experimenten (von lat. *in vitro* = im Glas) wird die Substanz in einer kontrollierten, künstlichen Umgebung, außerhalb eines lebenden Organismus untersucht. Die nächste Stufe sind Tierexperimente, bei denen sowohl die Wirkung der Substanz auf eine Tumorerkrankung als auch die Nebenwirkungen untersucht werden.

Hat sich eine Substanz in diesen Experimenten als möglicherweise wirksam herausgestellt, so wird sie am Menschen erprobt. Im Vergleich zu anderen Medikamenten, z. B. Herzkreislauf- oder Stoffwechselmedikamenten, ist es nicht möglich, Medikamente für die Krebstherapie (Chemotherapeutika) am Gesunden zu prüfen. Chemotherapiemittel haben immer zellschädigende Wirkungen und dürfen deshalb nur bei Patienten in so genannten klinischen Studien getestet werden. In allen klinischen Studien muss höchster Wert darauf gelegt werden, dass den Patienten nicht geschadet wird. Dies bedeutet, dass eine neue Substanz nur dann erstmals zum Einsatz kommen kann, wenn andere wirksame Therapien bereits ausgeschöpft worden sind. Für ein neu entwickeltes Medikament stellt dies eine besonders hohe Hürde dar, denn es wird in einer Erkrankungssituation eingesetzt, in der andere Medikamente nicht mehr wirken.

Wissenschaftliche Studien – und was Sie dazu wissen müssen ...

Ein neues Medikament wird zunächst in einer sog. Phase-1-Studie untersucht. Dies bedeutet, dass erste Patienten das Medikament in ansteigender Dosierung erhalten und v. a. auf die Nebenwirkungen geachtet wird.

In den dann folgenden Phase-2-Studien wird das Medikament bei einer größeren Anzahl von Patienten mit verschiedenen Tumorerkrankungen eingesetzt. Während die Phase-1-Studie Empfehlungen zur weiteren Dosis und Hinweise auf mögliche Nebenwirkungen gibt, wird in der Phase-2-Studie die Wirkung im klinischen Einsatz überprüft.

Anschließend wird das Medikament in sog. Phase-3-Studien gegen den bisherigen Therapiestandard geprüft. In einer Phase-3-Studie erhält ein Teil der Patienten die bisher bewährte Therapie, der andere Teil der Patienten die neue medikamentöse Therapie, von der man glaubt, dass sie besser ist. Für den Aufbau einer solchen Studie gibt es Regeln, damit möglichst zuverlässige Aussagen für den späteren Therapiealltag gewonnen werden können. Hierzu gehören beispielsweise Berechnungen, wie viele Patienten an der Studie insgesamt teilnehmen müssen, damit die Ergebnisse statistisch aussagekräftig sind. Es muss im Vorfeld auch geklärt werden, wie die so genannte Kontrollgruppe (Patienten, die z. B. den bisher bewährten Therapiestandard erhalten) beschaffen sein muss und ob z. B. der behandelnde Arzt wissen darf, welcher Patient welches Medikament erhält oder ob dies nur dem Versuchsleiter bekannt sein darf.

Die Durchführung einer Studie kann Monate, manchmal sogar Jahre dauern, bis genug Patienten teilgenommen haben und alle Therapieergebnisse für die Auswertung vorliegen.

Die sehr wichtige Frage nach Wechselwirkungen zwischen einer naturheilkundlichen Therapie und beispielsweise einer Chemotherapie ist schwer zu beantworten. Studien gibt es hierfür nur wenige.

> **!** Patienten sollten grundsätzlich ihren Onkologen bei jeder zusätzlichen Medikamenteneinnahme fragen, ob die gleichzeitige Einnahme dieses Mittels während einer Chemotherapie oder Immuntherapie oder bei Therapien mit neuen Substanzen tatsächlich sicher und sinnvoll ist. Dies gilt z. B. auch für die Einnahme von Nahrungsergänzungsmitteln.

Wissenschaftliche Studien – und was Sie dazu wissen müssen ...

Die Zulassung eines Medikamentes, also die Anerkennung durch die Aufsichtsbehörden, erfolgt bei positiven Ergebnissen aus Phase-2- oder -3-Studien auf Antrag der herstellenden Firma. Für Deutschland gilt, dass nur Medikamente mit einer Zulassung durch die gesetzlichen Krankenkassen erstattet werden. Hieraus ergeben sich z. B. Probleme bei sehr seltenen Krebserkrankungen, da die sehr teuren Zulassungsverfahren von den Firmen bei seltenen Erkrankungen oft nicht angestrebt werden.

Auf der anderen Seite bedeutet dieses sehr strenge Verfahren auch eine hohe Sicherheit für Patienten.

Für naturheilkundliche Medikamente bestehen fast durchweg keine Zulassungen nach diesem klassischen Standard. Der Gesetzgeber hat entschieden, dass Medikamente der sog. „besonderen Therapierichtungen" nicht die gleichen hohen Anforderungen wie die Standard-Chemotherapeutika erfüllen müssen. Zu den „besonderen Therapierichtungen" gehören die Homöopathie, die anthroposophische Medizin, aber auch die Phytotherapie.

Dies hat leider dazu geführt, dass Herstellerfirmen für viele dieser Medikamente nicht mehr gezwungen sind, systematische Studien zum Wirksamkeitsnachweis und zum Nachweis der Unbedenklichkeit führen zu müssen.

> **!** Für Patienten ist es wichtig zu wissen, dass diese Medikamente nicht immer den strengen Erprobungsregeln der sog. „Schulmedizin" unterliegen. Das heißt, dass nicht unbedingt auf die bewiesene Wirksamkeit geschlossen werden kann. Ein typisches Beispiel ist die Misteltherapie, die in ihrer Wirkung sehr umstritten ist, als Bestandteil der anthroposophischen Therapie aber erstattungsfähig ist.

Präparate, die als so genannte Nahrungsergänzungsmittel auf den Markt gebracht werden, müssen nicht die strengen Bedingungen einer Zulassung erfüllen. Auch die Kontrollen, denen die Medikamente der „besonderen Therapierichtungen" unterliegen, entfallen bei den Nahrungsergänzungsmitteln.

Wann sind Medikamente erstattungsfähig?

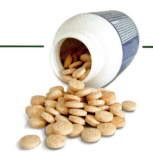

In Deutschland sind Medikamente durch die gesetzlichen Krankenkassen erstattungsfähig, deren Wirksamkeit in klinischen Studien bewiesen und bei denen dieser Beweis durch die Aufsichtsbehörden anerkannt wurde (sog. Zulassung) (s. S. 9). Eine herstellende Pharmafirma muss einen Antrag auf Zulassung stellen, ein Verfahren, das sehr teuer ist. Auch gilt die Zulassung eines Medikamentes nur für dessen Einsatz bei der Behandlung einer ganz bestimmten Erkrankung. Dies führt dazu, dass für viele Medikamente eine Zulassung nur für bestimmte Krebserkrankungen besteht, auch wenn wir wissen, dass das Medikament bei anderen Erkrankungen ebenfalls wirksam ist.

Gibt es für einen Patienten keine zugelassene gute Therapiemöglichkeit, so ist es nach den Urteilen der Sozialgerichte möglich, dass der Arzt Medikamente auch ohne Zulassung zulasten der gesetzlichen Krankenkasse rezeptiert, wenn ein Anhalt dafür besteht, dass eine Wirksamkeit vorliegt.

Voraussetzung für die Anerkennung ist, dass für diesen individuellen Patienten keine zugelassene Behandlungsmöglichkeit mehr besteht. Dies ist wichtig für Patienten mit seltenen Krebserkrankungen, bei denen häufig nur wenige oder gar keine Medikamente zugelassen sind. Auch Patienten, die bereits eine Reihe von Therapien hinter sich haben und bei denen die Möglichkeiten der Chemotherapie und anderer Therapien ausgeschöpft sind, können auf diese Weise von neuen Therapiemöglichkeiten profitieren.

Medikamente der „besonderen Therapierichtung" (Homöopathie, Anthroposophie und Phytotherapie) können ebenfalls zulasten der gesetzlichen Krankenkassen verordnet werden.

Da der Spielraum für die Erstattungsfähigkeit relativ groß ist, hängt die Entscheidung darüber oft von der Einzelfallentscheidung durch die Krankenkassen und den medizinischen Dienst der Krankenkassen ab. Im Zweifelsfall sollte ein

Wann sind Medikamente erstattungsfähig?

Patient, der ein bestimmtes Präparat bekommen möchte – insbesondere wenn es sich um teure Substanzen handelt – zuvor bei seiner Krankenkasse nachfragen, ob eine Erstattung möglich ist. Sinnvoll ist es, wenn der verordnende Arzt eine klare Begründung und – bei umstrittenen Therapien – auch Nachweise für deren Wirksamkeit vorlegt.

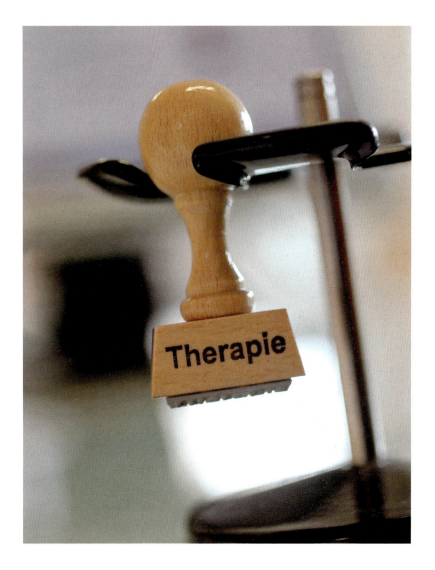

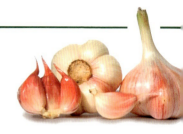

Ernährung – welche Rolle spielt sie bei der Vorbeugung einer Krebserkrankung?

Die Ernährung spielt eine wesentliche Rolle im Leben jedes Menschen: Sie dient der Erhaltung des Lebens und der Gesundheit – und sie trägt zur Vermeidung von Krankheiten, aber auch wesentlich zur Lebensqualität bei.

Ernährung kann unter verschiedenen Aspekten betrachtet werden, dies gilt für das Individuum ebenso wie für die Gemeinschaft, da Nahrungsaufnahme auch wesentliche soziale Aspekte beinhaltet.

Für viele Menschen ist die Krebserkrankung Anlass zu einer ersten Auseinandersetzung mit dem Thema Ernährung. Andere wiederum sind enttäuscht, wenn

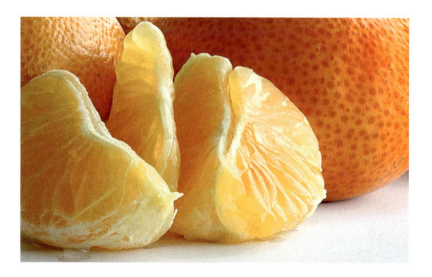

trotz oft langjähriger Bemühungen um eine gesunde Ernährung eine bedrohliche Erkrankung auftritt. Trotz zahlreicher Forschungsergebnisse sind viele Zusammenhänge zwischen Ernährung und Krebserkrankungen noch ungeklärt.

Immer wieder werden neue Wechselwirkungen entdeckt, alte, längst geglaubte „Tatsachen" in Frage gestellt bzw. verworfen und neue Ideen geboren. Es gibt umfangreiche Untersuchungen zur Vorbeugung gegen Krebs, doch hinsichtlich der Verhaltensweisen von Patienten mit oder nach einer Krebserkrankung gibt es nur wenige Erkenntnisse.

Forschung im Ernährungsbereich ist sehr schwierig, da Nahrungsmittel komplex zusammengesetzt sind und deshalb die Wirkung eines einzelnen Inhaltsstoffes nur schwer zu bestimmen ist. Insbesondere für Krebspatienten gibt es unzählige Ernährungsregeln, Diäten, Empfehlungen für Nahrungsergänzungsmittel – von Vitaminen über Spurenelemente bis hin zu exotischen Pflanzen.

> **!** Ein nicht unerheblicher Teil dieser Empfehlungen basiert nicht auf wissenschaftlichen Erkenntnissen, häufig stecken alleine kommerzielle Interessen der Vertreiber dahinter.

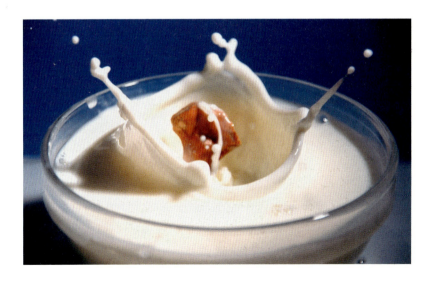

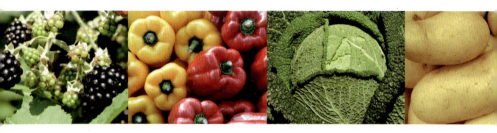

Nachfolgend möchte ich Ihnen die gesicherten Zusammenhänge zwischen Ernährung und Krebserkrankungen darstellen, dies soll Ihnen als theoretische Basis die Möglichkeit geben, eigenständig Entscheidungen über Ihre Ernährung zu treffen. Dies ersetzt allerdings kein Lehrbuch über gesunde Ernährung und bietet auch bewusst keine Kochrezepte.

Grundsätzliches zur gesunden Ernährung

Für Krebspatienten gelten im Prinzip die gleichen Regeln für eine gesunde Ernährung wie für jeden anderen Menschen auch. Ernährung sollte vielfältig sein, sie sollte aus einem ausgewogenen Verhältnis von Kohlenhydraten, Eiweißen und Fetten bestehen, mit einem Schwerpunkt auf pflanzlichen Fetten und Fettsäuren aus Seefisch. Auch das ausgewogene Verhältnis von einfach und mehrfach ungesättigten Fettsäuren ist ein wichtiger Aspekt. Fleischgenuss in Maßen ist sinnvoll, da Fleisch viele Vitamine und Spurenelemente enthält, die wir mit pflanzlicher Nahrung nur schwer zu uns nehmen können. Weißes Fleisch (Geflügel) sollte dem roten vorgezogen werden.

Es ist heute unumstritten, dass Obst und Gemüse, vitaminschonend zubereitet, wesentlicher Bestandteil der Ernährung sein sollte. Dies gilt im Hinblick auf die Vorbeugung gegen Krebs- wie auch gegen Herz-Kreislauf-Erkrankungen. Obst und Gemüse fördern eine gesunde Darmtätigkeit und helfen damit dem Körper, „Schlackenstoffe" auszuscheiden. So können gewisse Giftstoffe bereits im Darm gebunden werden und dadurch erst gar nicht „in den Körper gelangen".

Ernährung – welche Rolle spielt sie bei der Vorbeugung?

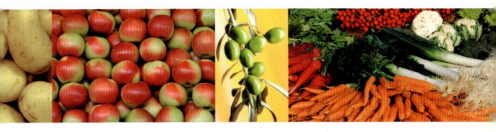

> ❗ „5 am Tag" ist eine einfache und praktische Regel, d. h. fünfmal am Tag sollte eine Portion Obst, Salat oder Gemüse gegessen werden. Hierzu zählen auch Obst- und Gemüsesäfte.

Ein weiterer wichtiger Grundsatz in Ihrer Ernährung sollte die ausreichende Zufuhr von Ballaststoffen sein, wie sie z. B. in Vollkornprodukten enthalten sind.

Bisher haben fast alle Studien zur Gabe einzelner Vitamine oder deren Kombinationen und einer hieraus resultierenden Verhinderung von Krebserkrankungen enttäuscht. Vermutlich ist es nicht der einzelne Wirkstoff, sondern nur das Zusammenspiel der vielen gesunden Inhaltsstoffe unserer Nahrung, das dem Körper nutzt. Eine abwechslungsreiche Ernährung garantiert, dass von allen Nährstoffen ausreichende Mengen gegessen werden. Eine schonende Zubereitung der Nahrungsmittel ist wichtig, um die darin enthaltenen Vitamine und Nährstoffe zu erhalten. Grundsätzlich sollten Obst und Gemüse im Rhythmus der Jahreszeiten genossen werden.

> ❗ Bei allen Bemühungen um die optimale Ernährung ist aber auch zu beachten, dass Essen ein ganz wichtiger Faktor für unser Wohlbefinden ist. Deshalb sollte der Aspekt „Genuss" nicht vernachlässigt werden. Maßvoll genießen heißt, auch hin und wieder Kuchen und Schokolade verzehren zu dürfen.

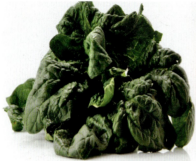
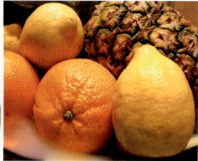

Wichtige Ernährungsbestandteile

Vitamine

Vitamine wirken als Antioxidanzien im Körper beim Abbau von Giftstoffen und so genannten freien Radikalen – dies sind sehr reaktionsfreudige Verbindungen, die u. a. Zellmembranen, Proteine und Erbgut schädigen – und verhindern unter anderem deren erbsubstanzschädigende Wirkung.

Vielfältige Untersuchungen in Zell- und Tierexperimenten, aber auch in der Bevölkerung zur Untermauerung der positiven Wirkung von Vitaminen bei der Verhinderung von Krebs erbrachten leider bisher sehr widersprüchliche Ergebnisse.

Folgende Zusammenhänge scheinen aber unbestreitbar zu sein.

▸ **Vitamin A** (s. S. 210) und seine Vorstufen (Carotinoide) fördern die gesunde Zelldifferenzierung und wirken als Antioxidanzien. Belegt ist seine Wirksamkeit als Schutz gegen Gebärmutterhalskrebs. Bei einer Studie mit Rauchern führte die zusätzliche Einnahme von Vitamin A allerdings zu einer Zunahme von Krebserkrankungen.

▸ **Vitamin C** (s. S. 219) ist eines der wichtigsten Antioxidanzien. Inwieweit eine Vitamin-C-Zufuhr, insbesondere eine hochdosierte Zufuhr, jedoch vor Krebs schützen kann, ist noch nicht klar.

Ernährung – welche Rolle spielt sie bei der Vorbeugung?

▸ Es gibt Untersuchungen, die belegen, dass **Vitamin D** (s. S. 221) vor Prostatakrebs schützen kann.

▸ **Vitamin E** (s. S. 223) ist ebenfalls ein sehr wichtiges Antioxidans. Belegt ist seine Wirksamkeit z. B. als Schutz vor Eierstockkrebs. Eine aktuelle Studie zeigt jedoch eine Zunahme von Herz-Kreislauf-Erkrankungen unter Vitamin-E-Substitution – deshalb sollte auch hier nur auf Vitamin E aus der Nahrung (pflanzliche Öle etc.) zurückgegriffen werden.

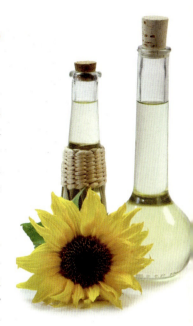

▸ Bei **Folsäure** (s. S. 95) handelt es sich um eine vitaminähnliche Substanz, die bei verschiedenen Stoffwechselvorgängen in der Zelle, aber insbesondere bei der Zellteilung wichtig ist. Eine hohe Folsäurezufuhr schützt vor Krebs im Bereich des Dick- und Enddarmes sowie des Gebärmutterhalses.

Zusammenfassend kann man sagen, dass Vitamine wesentliche Faktoren für die Gesundheit sind. In einer ausgewogenen Ernährung sind sie ausreichend enthalten. Zusätzliche Vitamingaben in Medikamentenform zeigen zum Teil positive, zum Teil aber auch negative Wirkungen, sodass sie nur in Phasen einer Mangelernährung ersatzweise in Frage kommen.

Vermutlich kommt es auf ein ausgewogenes Wechselspiel von Vitaminen, Spurenelementen und weiteren Nahrungsbestandteilen wie den sekundären Pflanzenstoffe (s. S. 19) an, um eine optimale Wirkung zu erzielen.

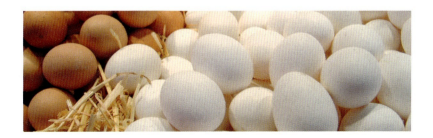

Weitere Antioxidanzien

▸ **Lycopin** (s. S. 146) ist ein wichtiger Bestandteil von Tomaten, aber auch von roten Früchten. Für Lycopin ist belegt, dass es als Antioxidans ein sehr guter Schutzfaktor vor Krebserkrankungen ist. In einem Tierexperiment hatte die Gabe von Lycopin als Einzelsubstanz keinen positiven Effekt, lediglich die Gabe in Form von Tomaten und Tomatenprodukten führte zum gewünschten Ergebnis. Dies ist ein gutes Beispiel dafür, dass die Einnahme isolierter Nahrungsergänzungsmittel trotz nachgewiesener positiver Wirkungen im Reagenzglas nicht zum positiven Resultat im lebenden Organismus führen muss.

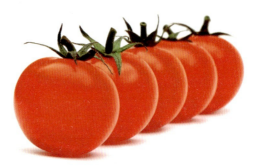

▸ **Glutathion** (s. S. 106) wird im Körper selbst hergestellt. Auch dieses Molekül ist in der Lage, sehr wirksam freie Radikale abzufangen. Inwieweit eine zusätzliche Zufuhr über Nahrungsergänzungsstoffe sinnvoll ist, ist umstritten.

Mineralien und Spurenelemente

Mineralien oder Mineralstoffe sind Salzverbindungen, die im Körper an ganz unterschiedlichen Stoffwechselvorgängen beteiligt sind, so ist beispielsweise Kalzium für die normale Muskelfunktion, Natrium z. B. für die generelle Erregbarkeit von Zellen notwendig. Neben den mineralischen Mengenelementen wie Natrium, Kalium, Kalzium u. a., die in großen Mengen benötigt werden, sind für den Körper auch bestimmte Mineralstoffe in nur kleinsten Dosierungen notwendig – die so genannten Spurenelemente, wie z. B. Jod, Selen, Zink, Kupfer etc.

▶ Untersuchungen an größeren Bevölkerungsgruppen ergaben, dass eine erhöhte Einnahme von **Kalzium** vor Darmkrebs schützen kann.

▶ **Selen** (s. S. 188) ist ein Spurenelement, das für die richtige Funktion bestimmter Enzyme notwendig ist, die bei der Entgiftung von freien Radikalen mitwirken. Außerdem unterstützt Selen die Reparatur geschädigter Erbsubstanz (DNA). Belegt ist ein Schutz durch Selen vor Brust-, Lungen-, Darm-, Magen-, Gebärmutter- und Prostatakrebs.

Omega-3-Fettsäuren

Im Gegensatz zu tierischen gesättigten Fetten wirken ungesättigte Fettsäuren positiv. Omega-3-Fettsäuren (s. S. 164) kommen insbesondere in Fisch und bestimmten Ölen vor. Sie unterstützen die Aktivität der Immunzellen. Bei starker Abneigung gegen Fisch kann eventuell auch zu Nahrungsergänzungsmitteln gegriffen werden.

Sekundäre Pflanzenstoffe

Bei den sekundären Pflanzenstoffen handelt es sich um ganz unterschiedliche Moleküle, die in großer Vielfalt, aber jeweils nur in kleinen Mengen in den Pflanzen vorkommen. Deshalb ist es derzeit sehr schwierig, einzelnen Bestandteilen der Pflanzen ganz bestimmte Wirkungen zuzuschreiben. Sekundäre Pflanzenstoffe tragen wesentlich zur Gesundheit bei und ergänzen die positiven Wirkungen vitaminreicher Nahrungsmittel auf natürliche Weise.

Phytosterine, Phytoöstrogene und Isoflavone

▸ **Phytosterine** sind pflanzliche Sterine (Sterole), haben also eine ähnliche Grundstruktur wie das bei Mensch und Tieren vorkommende Cholesterin. In der westlichen Ernährung besitzen sie eine wesentlich geringere Bedeutung als z. B. im asiatischen Raum. Aufgrund der unterschiedlichen Häufigkeit von hormonabhängigen Tumoren (Prostatakrebs, Brustkrebs, Gebärmutterkrebs) in Asien bzw. in Europa und den USA wurde die Bedeutung der Phytosterine für die Vorbeugung erkannt. Sie finden sich in Ölen, Samen, Nüssen und vor allem in Sojaprodukten.

▸ **Phytoöstrogene** sind pflanzliche, geschlechtshormonähnliche Verbindungen. Sie weisen strukturelle Ähnlichkeiten mit unseren menschlichen Hormonen auf, entfalten zum Teil auch eine hormonähnliche Wirkung im Körper und führen deshalb zu einer verminderten Bildung von körpereigenen Geschlechtshormonen, da die Aktivität der sie bildenden Enzyme (Aromatase, 5-Alphareduktase) reduziert wird. Gleichzeitig steigen die geschlechtshormonbindenden Moleküle im Blut an, sodass die Geschlechtshormone nicht in der Zelle wirksam werden können. Zusätzlich kommt es zu einer Verminderung entsprechender Hormonrezeptoren (Bindungsstellen) auf den Zellen. An die noch vorhandenen Rezeptoren binden sich die Phytoöstrogene, wodurch die eigentlichen Geschlechtshormone dort weniger gut binden können.

Geschlechtshormone führen in den für sie empfindlichen Zellen zu Wachstum und Zellteilung. Phytoöstrogene vermindern diesen Wachstumsreiz. Da auch die Zellen einiger Tumorarten wie beispielsweise Brust- oder Prostatakrebs

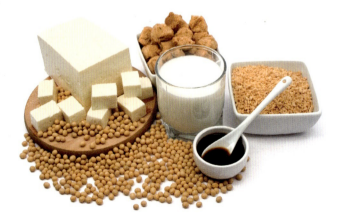

entsprechende Rezeptoren besitzen, können Phytoöstrogene hemmend auf deren Wachstum wirken. Es ist unklar, ob eine kurzfristige medikamentöse Phytoöstrogengabe ebenfalls wirksam ist.

> **!** Die Einnahme von Phytoöstrogenen in höheren Dosen bei hormonabhängigen Tumoren wird unterschiedlich bewertet. Da eine stimulierende Wirkung nicht auszuschließen ist, sollten Patienten unter einer antihormonellen Therapie oder Frauen nach den Wechseljahren damit vorsichtig sein. Gegen Sojaprodukte in der Ernährung bestehen nach heutigen Erkenntnissen jedoch keine Bedenken.

▶ **Isoflavone** (s. S. 124) zählen ebenfalls zu den Phytoöstrogenen, haben aber darüber hinaus noch andere Wirkungen. Es handelt sich um Verbindungen, die zum Teil für die gelbliche bzw. rötliche Färbung von Pflanzen verantwortlich sind. Isoflavone sind in der Lage, Wachstumsfaktoren zu hemmen und die auch für eine Durchblutung von Tumorknoten notwendige Gefäßneubildung (Angiogenese) zu unterdrücken. Außerdem hemmen sie Abläufe bei der Zellvermehrung und die so genannte tyrosinspezifische Proteinkinase, ein Enzym, das ebenfalls für interne Stoffwechselvorgänge wichtig ist. Darüber hinaus fördern Isoflavone den Zelltod gestörter Zellen. Isoflavone als schwache Östrogene schützen vor der Bildung von hormonabhängigen Tumoren bei Frauen wie auch bei Männern, wenn sie ab der Jugend häufig mit der Nahrung aufgenommen werden. Für Männer gilt dies auch im Erwachsenen- und höheren Alter. Bei Frauen nimmt mit den Wechseljahren der Hormonspiegel ab, sodass Phytoöstrogene dann sogar relativ stark östrogenartig wirken und eventuell auch das Wachstum von hormonabhängigen Tumoren fördern können.

> **!** Insbesondere Patientinnen mit rezeptorpositivem Brustkrebs sollten keine Medikamente mit Isoflavonen einnehmen.

Weitere sekundäre Pflanzenstoffe

▸ Die wirksame Substanz in Grünem Tee nennt sich Epigallocatechin (s. S. 110). Für sie konnte eine direkte Wirksamkeit gegen Krebs nachgewiesen werden.

▸ Resveratrol (s. S. 179) ist in der Traubenschale enthalten. Dies erklärt, warum Weißwein weniger günstig wirkt als Rotwein, da nur bei Letzterem die Traubenschalen zur Weinproduktion benutzt werden. Resveratrol scheint ebenfalls eine wachstumshemmende Wirkung auf den Tumor zu haben.

▸ Auch Cumarine (s. S. 82) könnten eine Bedeutung bei der körpereigenen Abwehr von Tumorzellen haben, dies ist jedoch noch umstritten. Cumarine finden sich häufig in Hülsenfrüchten.

▸ Lignane (s. S. 142) haben ähnliche Wirkungen wie die Phytosterine. Sie sind in Früchten, Leinsamen, Getreide und Gemüse enthalten.

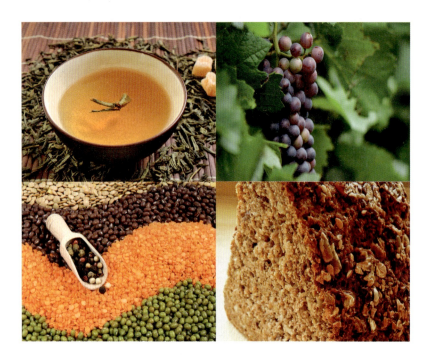

Ernährung – welche Rolle spielt sie bei der Vorbeugung?

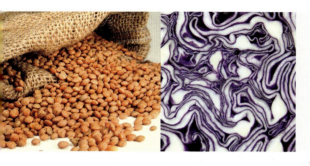
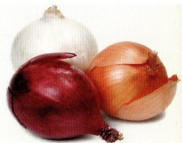

▸ **Terpene** und **Isothyozyanate**: In Zitrusfrüchten, aber auch in bestimmten Gewürzen sind monozyklische Terpene enthalten, die ebenso wie die in Kohlarten vorhandenen Isothyozyanate wachstumshemmende Wirkungen auf den Tumor entfalten können.

▸ **Sulfide** bestehen aus verschiedenen Schwefelverbindungen und sind sehr geruchsintensiv. Sie unterdrücken das Mikrobenwachstum, hemmen die Krebsentstehung, verhindern die Bildung schädlicher freier Radikale, halten Arterien von Cholesterinablagerungen frei, helfen bei Entzündungen und Asthma und lösen Blutgerinnsel auf.
Zu den sulfidhaltigen Gemüsen gehören Knoblauch, Porree, Schalotten, Schnittlauch und Zwiebeln.

▸ Nahrungsmittel mit **Glucosinolaten** wie z. B. Brokkoli, alle Kohlarten, Kohlrabi, Kresse, Meerrettich, Rauke, Rettich, Rüben und Senf stimulieren die Leberenzyme zu einer verstärkten Entgiftung. Diese Gemüse beugen besonders gegen Lungen-, Brust- und Darmkrebs vor. Darüber hinaus inaktiviert Indol-3-Carbinol aus Blumenkohl und Brokkoli Östradiol zu Catecholöstrogen, das nicht mehr krebsfördernd wirkt.

▸ **Enzymblocker** und **Saponine**: Bohnen, Erbsen, Erdnüsse, Gerste, Hafer, Kartoffeln, Kichererbsen, Linsen, Mais, Reis, Roggen, Sojabohnen und Weizen enthalten Enzymblocker und Saponine. Beide sind ideal wirksam im Bereich des Darmes. Saponine stören und zerstören offenbar entstehende Tumorzellen in der Darmschleimhaut. Auch zeigen sie eine immunstimulierende Wirkung mit einer stärkeren Aktivierung bestimmter Abwehrzellen (T- und B-Lymphozyten).

In der folgenden Übersicht habe ich einige Nahrungsmittel mit wertvollen Ernährungsbestandteilen für Sie zusammengestellt.

Nahrungsmittel mit wichtigen begleitenden Ernährungsbestandteilen (Auswahl)

I. Nahrungsmittel mit Ballaststoffen
Vollkorngetreide, alle Obst- und Gemüsearten, besonders Äpfel, Avocados, Datteln, Feigen, Heidelbeeren, Hülsenfrüchte, Kohl, Möhren, Kartoffeln und Schwarzwurzeln

II. Nahrungsmittel mit Carotinoiden
Tomaten, Möhren, Spinat, Paprika, Mangold, Kürbis, Grünkohl, Brokkoli, Aprikosen usw.

III. Nahrungsmittel mit Flavonoiden und Phenolsäuren
Zitrusfrüchte, Schwarzer und Grüner Tee, Walnüsse, Weintrauben, Himbeeren, Brombeeren und Pecanüsse

IV. Nahrungsmittel mit Phytoöstrogenen
Vollkorngetreide, besonders Roggen, Soja, Leinsamen, Buchweizen und Bohnen

V. Nahrungsmittel mit Sulfiden
Knoblauch, Zwiebeln, Porree, Schalotten und Schnittlauch

VI. Nahrungsmittel mit Glucosinolaten
Brokkoli, Kohl, Kohlrabi, Kresse, Meerrettich, Rettich, Rüben, Senf und Rauke

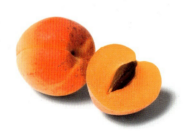

Ernährung – welche Rolle spielt sie bei der Vorbeugung?

Ernährungsregeln

- Es gibt keine Antikrebs-Diät.

- Krebs lässt sich nicht aushungern, aber deutliches Übergewicht oder rasche Gewichtszunahme sollten wir vermeiden.

- Essen Sie so vielfältig wie möglich („5 am Tag"): Eine gesunde, ausgewogene Ernährung enthält alle wichtigen Nahrungsbestandteile.

- Eine gesunde Kost ist für alle Familienmitglieder gut, da die gleichen Nährstoffe auch gegen andere Krankheiten vorbeugend helfen.

- Das Wichtigste ist, dass das Essen schmeckt, denn der Erfolg stellt sich nur mit der langjährigen Befolgung dieser Prinzipien ein. Deshalb sollte möglichst bereits ab der Jugendphase mit gesunder Ernährung begonnen werden.

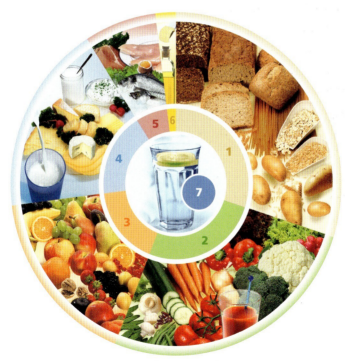

DGE-Enährungskreis®, Copyright: Deutsche Gesellschaft für Ernährung e.V., Bonn.

▶ Denken Sie daran: Rauchen kann alle Ihre anderen Bemühungen zunichte machen.

Übergewicht

Übergewicht bedeutet, dass der Körper mit einem Nährstoffüberangebot versorgt ist. Dies führt zu einer erhöhten Produktion von Wachstumshormonen, die vermutlich auch das Wachstum bereits entstandener Krebszellen fördern.

Einer weiteren Beobachtung zufolge ist bei übergewichtigen Menschen die Menge der frei im Blut verfügbaren Geschlechtshormone erhöht. Auch diese Hormone können das Wachstum bestimmter Krebsarten (z. B. Brustkrebs) fördern.

Risikofaktoren	Erhöhtes Krebsrisiko für ...
Alkohol	Leber-, Mundhöhlen-, Rachen-, Kehlkopf-, Speiseröhren- und Brustkrebs
Nikotin	Krebsarten der verschiedensten Organsysteme, nicht nur Lungenkrebs
Sehr heiße Speisen und Getränke	Speiseröhren- und Magenkrebs
Gepökeltes	Magenkrebs
Rotes gebratenes Fleisch	Darmkrebs
Gesättigte Fette	Darmkrebs
Schimmelpilzgifte	Leberkrebs
Übergewicht	Speiseröhren-, Darm-, Brust-, Gebärmutter- und Nierenkrebs, evtl. auch Bauchspeicheldrüsenkrebs

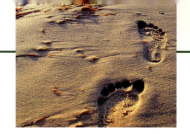

Ernährung und Bewegung – wie wichtig sind sie während einer Strahlen- und/oder Chemotherapie?

Grundsätzliche Hinweise

Die Chemo- und Strahlentherapie sind eine starke Belastung für den Körper. Durch Therapiefolgeerscheinungen wie Entzündungen im Mund- und Schleimhautbereich, Übelkeit, Erbrechen und Durchfälle ist es oft nur schwer möglich, eine gesunde Ernährung einzuhalten, zu der Obst und Gemüse gehören, aber auch ausreichend Eiweißstoffe und die richtigen Fette. Eine frühe Beratung durch onkologisch erfahrene Diätassistentinnen hilft vielen Patienten, die für sie geeignete Ernährung zu finden. Grundsätzlich gelten auch hier die gleichen Überlegungen wie im Kapitel „Ernährung – welche Rolle spielt sie bei der Vorbeugung einer Krebserkrankung?"

Es ist immer wieder erstaunlich, wie viele Patienten mit der einfachen Empfehlung: „Essen Sie, was Ihnen bekommt" entlassen werden. Dies ist im Prinzip zwar richtig, spezifische sinnvolle Diäten gibt es nicht, aber trotzdem kann eine Reihe nützlicher Empfehlungen ausgesprochen werden, die Ihnen in den ersten Wochen helfen, schneller wieder die eigenen Kräfte aufzubauen!

Ist die Nahrungsaufnahme eingeschränkt, sollte eine leichte, verträgliche Kost mit Betonung auf gut resorbierbaren Kohlenhydraten im Vordergrund stehen. Während der aktiven Therapiephase müssen oft Abstriche von der vollwertigen Ernährung gemacht werden. Säurehaltige, ballaststoffreiche Speisen werden in dieser Zeit oft nicht vertragen, auch kann sich eine vorübergehende Unverträglichkeit für Milchzucker einstellen. Oft können auch keine großen Nahrungsmengen aufgenommen werden, sinnvoll sind dann häufige, kleine Mahlzeiten.

Gelingt es trotzdem nicht, das Körpergewicht zu halten, so sind nährstoffreiche Trinknahrungen in unterschiedlichen Geschmacksrichtungen hilfreich. Leider empfinden Patienten diese oft als sehr künstlich schmeckend. In diesen Fällen können geschmacksfreie Präparate unter zubereitete Speisen gemischt werden. Auch das Untermischen eines geschmacklich kaum wahrzunehmenden Kohlenhydrates (Maltodextrin, in der Apotheke erhältlich) ist bei fast allen Speisen möglich. Weiterhin lässt sich flüssige oder geschlagene Sahne unter viele Speisen rühren und spendet zusätzliche Kalorien.

Um die Versorgung mit Vitaminen und sekundären Pflanzenstoffen zu sichern, sollten leicht verdauliche Gemüse in gedünsteter Form (evtl. püriert) versucht werden. Hierzu gehören z. B. Karotten oder Brokkoli.

Gute Eiweißträger sind Hühnerfleisch, leichte Fischgerichte und leichte Milchprodukte, wenn der Geruch akzeptiert und Laktose vertragen wird.

Nach Abschluss der Therapie kann die Ernährung langsam wieder aufgebaut werden. Allerdings können sich manchmal länger anhaltende Unverträglichkeiten von bestimmten Nahrungsmitteln oder Zubereitungen entwickeln.

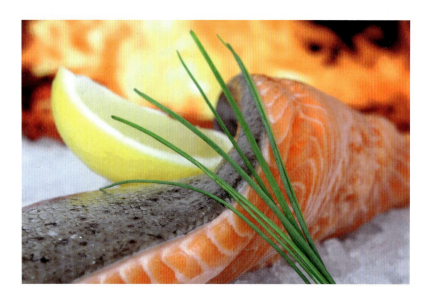

Ernährung und Bewegung während Strahlen- und Chemotherapie

> **!** Für Tumorpatienten werden zahlreiche Diäten angepriesen, ganz grundsätzlich kann die Frage von Patienten nach dem Sinn dieser Diäten einheitlich beantwortet werden: Es gibt keine spezielle Krebsdiät! Die meisten dieser empfohlenen Diäten führen zu Mangelerscheinungen und damit sogar zur Schädigung der körpereigenen, gesunden Kräfte.

Gerade in Zeiten der Erkrankung und der Therapie sollte die Nahrungsaufnahme auch unter dem Gesichtspunkt des Genusses betrachtet werden. Meist ist es daher eine gute Empfehlung, dass Patienten sich nach ihrem Appetit richten – hierbei die oben genannten Empfehlungen aber berücksichtigen sollten. Allerdings kann es sinnvoll sein, bei Übelkeit auf die Lieblingsspeise zu verzichten, da sonst möglicherweise eine anhaltende Abneigung gegen das entsprechende Nahrungsmittel entsteht.

Ist die Nahrungsaufnahme wieder uneingeschränkt möglich, so sollte eine vollwertige Ernährung mit Vollkornprodukten, fünf Portionen Obst, Gemüse oder Salat, zwei Fischmahlzeiten pro Woche, zwei bis drei Fleischmahlzeiten pro Woche eingehalten werden – wobei helles Geflügelfleisch bevorzugt werden sollte.

Bei den Fetten empfiehlt sich eine Verwendung pflanzlicher Fette, die möglichst viel Omega-3-Fettsäuren enthalten sollten. Zu den Omega-3-Fettsäure enthaltenden Nahrungsmitteln (s. S. 164) gehören auch Seefische.

Im Folgenden finden Sie eine Zusammenstellung erprobter Ernährungstipps.

Ernährungstipps

- Einnahme von kleinen Mahlzeiten auf bis zu acht Portionen täglich verteilt.
- Langsam essen und gut kauen.
- Bei Milchprodukten werden oft Käse und Quark besser vertragen als Frischmilchprodukte. Joghurt kann den Wiederaufbau der körpereigenen Darmflora unterstützen.

- Obst und Gemüse wird in Form von Kompott bzw. Saft meist besser vertragen als in roher Form. Das Obst sollte auf jeden Fall reif sein. Insbesondere in der Anfangsphase nach einer Operation sollte keine Rohkost gegessen werden. Zitrusfrüchte werden in vielen Fällen nicht gut vertragen. Günstig sind dagegen Äpfel, Birnen und Bananen. Geriebene Äpfel wirken vor allem gut bei Durchfällen.

- Gerichte aus Vollkornprodukten sind grundsätzlich zu bevorzugen, jedoch ist die Verträglichkeit der darin enthaltenen Ballaststoffe oft herabgesetzt, sodass auf Zwieback, helles Brot oder Reis zurückgegriffen werden kann. Oft wird ein leichter Haferschleim vertragen.

- Die Fettverträglichkeit sollte individuell ausprobiert werden, manchmal werden spezielle Streichfettzubereitungen mit so genannten freien Fettsäuren besser vertragen.

- Nicht empfehlenswert sind sehr fette und/oder süße Speisen wie Paniertes, fetter Braten, fette Fleisch- und Wurstwaren, Schokolade, Marzipan, Nougat, Pralinen, fettes Gebäck, blähende Gemüse wie Erbsen, Bohnen, Linsen, grober Kohl und Hülsenfrüchte, säurereiches Obst wie Stachelbeeren, Johannisbeeren, Rhabarber, Zitronen und Grapefruit. Außerdem kann es bei scharfen Gewürzen und geräucherten, gesalzenen Speisen zu Beschwerden kommen.

- Frisches Brot sollte eventuell einen Tag liegengelassen werden.

- Die Verträglichkeit von Kaffee muss individuell erprobt werden, oft ist Tee besser geeignet.

- Bei Abneigung gegen Fleisch- und Wurstwaren sollten Eier und Milchprodukte bevorzugt verzehrt werden.

- Bei Entzündungen der Mundschleimhaut sollten die Speisen nicht zu heiß verzehrt werden, auch salzige, stark gewürzte und saure Speisen sind nicht geeignet.

- Bei Erbrechen und Durchfällen sollte an eine reichliche Flüssigkeitszufuhr gedacht werden.

Was kann mit Nahrungsergänzungsmitteln während einer Tumortherapie erreicht werden?

Viele Patienten wünschen während der Therapie eine begleitende Behandlung mit Vitaminen und Spurenelementen, um die eigenen Kräfte und das Immunsystem zu unterstützen und die negativen Auswirkungen der Chemotherapie oder Bestrahlung zu vermindern. Eine möglichst ausgewogene Ernährung fördert diese Bemühungen. Untersuchungen weisen darauf hin, dass z. B. bestimmte sekundäre Pflanzenstoffe sogar zu einer besseren Wirkung der Chemotherapie beitragen können.

Leider gibt es bislang nur wenige Erkenntnisse über die Auswirkungen von ergänzend eingenommenen Vitaminen und Spurenelementen auf eine laufende Chemo- oder Strahlentherapie. Einige dieser Studien zeigten eine Wirkungslosigkeit der Nahrungsergänzungsmittel oder sogar eine gefährliche Wirkungsabschwächung der antitumoralen Therapie.

> **!** Die Auswahl der erforderlichen Nahrungsergänzungsmittel gehört deshalb in die Hand eines onkologisch erfahrenen Arztes, der diese Therapie in einem ganzheitlichen Ansatz mit der Chemotherapie und Bestrahlung abstimmt. Im Zweifelsfall sollte eine Einnahme erst nach Abschluss der Chemotherapie begonnen und sehr intensiv geprüft werden, ob sie notwendig ist.

Langfristige Einnahmen von Nahrungsergänzungsmitteln sind sicherlich nur in den allerwenigsten Fällen erforderlich. Gleiches gilt auch für die zunehmend angebotenen Nahrungsergänzungsmittel mit sekundären Pflanzenstoffen.

Welchen Stellenwert haben Bewegung und Sport bei der Krebserkrankung?

Bewegung hat in der Behandlung von Krebspatienten eine herausragende Bedeutung. Dabei kommt es nicht darauf an, Sport auf Leistungsniveau zu betreiben, sondern auf ein leichtes, möglichst tägliches Training, das den jeweiligen körperlichen Kräften angepasst ist. Dies erhöht die Leistungsfähigkeit, fördert die Selbstständigkeit insbesondere bei älteren Patienten und kann je nach ausgeübter Bewegungs- oder Sportart auch ein wesentliches Element für soziale Kontakte darstellen.

> **!** Richtig dosiert kann Bewegung Erfolgserlebnisse vermitteln und erhöht damit die Lebensqualität.

Zwei wissenschaftliche Arbeiten bestätigen, dass dem Thema „Bewegung" eine noch höhere Bedeutung zukommt. Sowohl für Patientinnen mit Brustkrebs als auch für Patienten mit Darmkrebs ergab sich durch regelmäßigen Sport im Ausdauerbereich eine deutliche Besserung der Krankheitsprognose. Wir müssen annehmen, dass dies auch für andere Krebsarten gilt. In vielen Städten werden Sportgruppen für Patienten mit Krebserkrankungen eingerichtet. Empfehlenswert sind Sportarten, die individuell während einer Therapie an die aktuelle Belastbarkeit angepasst werden können. Es sollten möglichst große Teile der Muskulatur trainiert werden und die Sportart sollte mit wenig Aufwand zu betreiben sein. Gut geeignet sind zügiges Gehen und Walking oder Nordic Walking (für den geschwächten Patienten kleine Spaziergänge), Ergometertraining oder eine medizinische Trainingstherapie. Auch Bewegung bei Musik bis hin zum Tanzen oder Gruppensportarten wie Ballspiele sind denkbar.

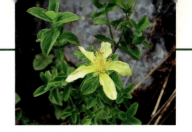

Bei welchen Krebs- und Therapiefolgeerkrankungen ist eine komplementärmedizinische Behandlung sinnvoll?

Appetitlosigkeit

Zur Appetitanregung werden in der klassischen Pflanzenheilkunde so genannte Bittermittel verwendet. Ein typisches unterstützendes Medikament ist Enzian in Form eines Extraktes oder einer Tinktur. Bitterstoffe wirken verdauungsfördernd, die Sekretion von Speichel und Magensaft wird verbessert. Gleichzeitig wird die Motorik im Magen-Darm-Trakt erhöht, was auch einen leichten Effekt gegen die Übelkeit hat.

Sie können Ihren Apotheker nach Bittermitteln fragen, in Form von so genannten „Verdauungsschnäpsen" sind sie zum Teil auch im Reformhaus erhältlich. Allerdings sollten Sie darauf achten, dass Sie keine alkoholhaltigen Säfte auswählen.

Depression

Das klassische pflanzenheilkundliche Mittel gegen Depression ist Johanniskraut. Viele Patienten wenden es in der Selbstmedikation an.

> **!** Johanniskraut zeigt jedoch auch viele Wechselwirkungen mit anderen Medikamenten und sollte deshalb nur nach Abstimmung mit dem Arzt eingenommen werden.

Johanniskraut ist in der Apotheke erhältlich, aber auch frei in Reformhäusern und mittlerweile in praktisch jedem Drogeriemarkt zu erwerben. Die Präparate weisen sehr unterschiedliche Qualitäten auf. In der Apotheke erhalten Sie höher dosierte Präparate mit guter Wirksamkeit.

Diarrhö (Durchfall)

Zur Behandlung von Durchfall stehen verschiedene Pflanzen zur Verfügung. Für die Selbstanwendung eignen sich getrocknete Heidelbeeren, die als konzentrierte wässrige Abkochung selbst zubereitet werden können. Auch Heidelbeertee oder Heidelbeersaft können verwendet werden. Wer es mag, kann getrocknete Heidelbeeren kauen. Im Gegensatz dazu wirken frische Beeren abführend.

Schwarze Johannisbeeren haben ähnliche Wirkungen.

In der Apotheke ist Blutwurz in Form von Tinkturen oder Extrakten aus Wurzelbestandteilen erhältlich.

Eine weitere Substanz ist das Opium, dass allerdings nur auf Betäubungsmittelverordnung durch den Arzt erhältlich ist und bei sehr starken Durchfällen eingesetzt werden kann.

Erschöpfung

Viele Patienten empfinden durch die Erkrankung oder die Therapie eine starke Erschöpfung. Hält sie chronisch an, so sprechen wir vom so genannten Fatigue-Syndrom.

Allgemein wird bei Erschöpfung Ginseng (s. S. 102), gelegentlich auch Ginkgo (s. S. 100) empfohlen.

Auch die Taiga-Wurzel (*Eleuterococcus*) kommt zum Einsatz. Diese Substanzen sind frei verkäuflich und sowohl in Apotheken, Reformhäusern als auch in Drogeriemärkten erhältlich.

> **!** Die Qualität der angebotenen Präparate ist sehr unterschiedlich. Sie beeinflussen Enzymsysteme im Stoffwechsel und können dadurch Wechselwirkungen mit anderen Medikamenten eingehen. Aus diesem Grund sollte die Einnahme jeweils mit dem Arzt abgestimmt werden!

Weitere bei Erschöpfung von Tumorpatienten verwendete Substanzen sind die beiden Stoffwechselmoleküle Carnitin (s. S. 75) und Coenzym Q10 (s. S. 81), die normalerweise in jeder gesunden Zelle vorkommen und vom Körper selbst synthetisiert werden. Man hofft, durch eine zusätzlich Einnahme den Energiehaushalt zu verbessern. Auch diese Substanzen sollten nicht ohne Beratung durch den Arzt während der Chemo- oder Strahlentherapie eingenommen werden, da Wirkungsabschwächungen nicht sicher ausgeschlossen werden können.

Hustenreiz

Hustenreiz tritt auf, wenn Tumorknoten in der Lunge zu Reizungen führen, aber auch nach Bestrahlungen im Brustraumbereich oder nach bestimmten Chemotherapiemitteln. Es gibt einige Pflanzen, die den Hustenreflex mildern. Hierzu gehören schleimhaltige Heilpflanzen, die als Tees oder Tabletten angeboten werden, beispielsweise echter Thymian, Sonnentau und Süßholz.

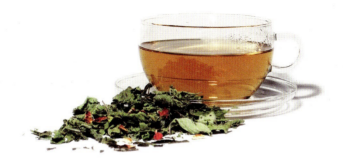

Diese Pflanzen können in der Selbstmedikation eingesetzt werden, Wechselwirkungen mit der Tumortherapie sind nicht zu erwarten. Bisher wurde jedoch nicht untersucht, ob sie auch bei einem durch Tumoren bzw. Tumortherapien hervorgerufenen Hustenreiz wirksam sind. Es sollte also ein individueller Versuch unternommen werden.

Leberschädigung

Viele Patienten haben während der Chemotherapie Angst, dass es zu einer starken Belastung oder gar Schädigung der Leber kommen könnte. Allgemein werden in der Pflanzenheilkunde die Mariendistel (s. S. 148) und die Artischocke zum Schutz der Leber eingesetzt.

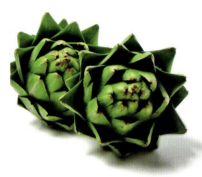

Die Artischocke zählt eher zu den Substanzen, die den Gallenfluss fördern, während in der Mariendistel Inhaltsstoffe vorkommen, die die Leberzellen vor Toxinen schützen. Ob eine dieser beiden Pflanzen auch vor den Schädigungen durch Chemotherapeutika schützt, ist bisher nicht bekannt.

> **!** Die Anwendung von Mariendistelpräparaten sollte mit dem Arzt abgesprochen werden, da Wechselwirkungen mit der Chemotherapie und auch mit anderen Medikamenten nicht auszuschließen sind!

Lymphödem

Die Entstehung eines Lymphödems ist sowohl Folge der Krebserkrankung (Abflussstörung, Zerstörung von lymphatischem Gewebe) als auch Folge der Therapie (Operation, Strahlentherapie). Auch im weiteren Verlauf, nach zusätzlichen Verletzungen und Überlastungen kann es zu einem Lymphödem kommen.

Patienten wird in dieser Situation oft eine Schonung der Extremität, bei Brustkrebspatientinnen z. B. die Schonung des Armes empfohlen. Ob dies tatsächlich erforderlich ist, wurde in einer ersten kleinen Studie überprüft. Hier erhielt die Studiengruppe ein regelmäßiges Trainingsprogramm am Armergometer sowie ein Widerstandstraining. Es kam zu einer Verbesserung der subjektiv empfundenen Lebensqualität, das Lymphödem nahm nicht zu.

Bei bestehenden Lymphödemen sollten Wärmeeinwirkungen, Tätigkeiten, die eine Verletzungsgefahr in sich bergen, sowie eine Dauerbelastung der Muskulatur vermieden werden. Hilfreich sind entstauende Übungen, die die Patienten in der Krankengymnastik erlernen können. Bei einem Lymphödem sind außerdem regelmäßige Lymphdrainagen erforderlich. Die prophylaktische Lymphdrainage zeigt jedoch keinen Erfolg.

Insbesondere für Patientinnen mit Brustkrebs war früher die Gefahr eines Lymphödems sehr groß, den Patientinnen wurden deshalb umfangreiche Vorsichtsmaßnahmen empfohlen, die mit erheblichen Einschränkungen im täglichen Leben verbunden waren. Dies gilt bei den heutigen modernen Operationsverfahren, z. B. nach Einsatz der Wächterlymphknoten-Technik so nicht mehr. Die meisten Patientinnen, bei denen kein Lymphödem entsteht, können den Arm völlig normal belasten und auch ihren Hobbys und sportlichen Neigungen nachgehen. Allerdings sollten auch hier Verletzungen des Armes oder Beines nach der Lymphknotenentfernung möglichst vermieden und Entzündungen sofort behandelt werden. Die Situation muss individuell mit dem behandelnden Arzt besprochen werden, da er das Risiko am besten einschätzen kann.

Zur komplementären Therapie eignen sich Selen als anorganisches oder organisches Salz (S. 188) und die Einnahme von Enzymen (S. 87).

Magenschleimhautentzündung

Pfefferminze, Kamille und Melisse zählen zu den bei nicht infektiösen Magenerkrankungen wirksamen Pflanzen.

Das ätherische Öl der Kamille hat entzündungshemmende, wundheilungsfördernde und krampflösende Wirkungen. Der Inhaltsstoff der Kamille hemmt darüber hinaus das Wachstum von Bakterien und Pilzen. Wird Kamillentee verwendet, so sollte ein medizinischer Tee guter Qualität aus der Apotheke ausreichend lange abgedeckt ziehen, damit die ätherischen Öle erhalten bleiben. Eine Alternative besteht in der Anwendung wässrig-alkoholischer Auszüge, wobei jedoch der Alkoholgehalt zu beachten ist.

Das ätherische Öl der Pfefferminze wirkt krampflösend auf die glatte Muskulatur und hilft deshalb bei krampfartigen Magen-Darm-Beschwerden. Pfefferminze hilft gegen Übelkeit, fördert die Gallen- und Lebertätigkeit und den Gallenfluss. Pfefferminze kann als Tee, Tinktur, Öl oder Sirup verwendet werden.

Im ätherischen Öl der Melisse sind zahlreiche günstige Wirkstoffe enthalten. Sie wirken krampflösend und verdauungsfördernd, regen die Magen- und Gallensaftsekretion an. Melisse wird auch bei Einschlafstörungen in Kombination mit anderen beruhigend wirkenden Pflanzen eingesetzt. Sie hat eine leicht angstlösende Wirkung. Aus den Blättern kann ein Tee zubereitet werden, auch wässrige Extrakte und Melissenöl sind erhältlich.

Alle drei genannten Substanzen eignen sich zur Selbstanwendung durch den Patienten. Wechselwirkungen mit der Tumortherapie sind nicht zu erwarten.

Meteorismus (Blähungen)

Schon aus der Kinderheilkunde ist bekannt, dass Fenchel gegen Verdauungsstörungen und Völlegefühl hilft. Der Fenchelsamen muss kurz vor dem Aufbrühen grob zerstoßen werden. Beliebt ist auch die Kombination mit Anis und Kümmel als Teezubereitung, wobei zu beachten ist, dass einige Patienten Kümmel nicht vertragen. Diese Tees können in der Selbstanwendung ohne Einschränkungen verwendet werden.

Mundschleimhautentzündung

Eine Mundschleimhautentzündung kann mit Salbei, Kamille, Myrrhe, Propolis (s. S. 175) oder Honig (s. S. 114) behandelt werden. Alle genannten Substanzen eignen sich zur Selbstanwendung. Sie sind bei jeder Form der Chemo- oder Strahlentherapie anwendbar.

Das ätherische Öl von Salbei wirkt antibakteriell und tötet auch Pilze in der Mundhöhle ab. Die Gerbstoffe aus Salbei wirken außerdem entzündungshemmend. In Form einer Salbeitinktur oder eines Salbeitees eignet sich die Pflanze auch für prophylaktische Mundspülungen, um eine Schleimhautentzündung erst gar nicht entstehen zu lassen. Stark entzündete Stellen können auch mit einem Wattestäbchen vorsichtig betupft werden. Alkoholische Extrakte haben einen höheren Gehalt an ätherischen Ölen, während bei Salbeitee hauptsächlich die Gerbstoffe zur Wirkung kommen.

Das ätherische Öl der Kamille hat entzündungshemmende, wundheilungsfördernde und krampflösende Wirkungen. Außerdem hemmt es das Wachstum von Bakterien und Pilzen.

Das ätherische Öl der Myrrhe wirkt keimtötend (antiseptisch), antientzündlich und fördert die Abheilung von entzündlichen Geschwüren.

Propolis und Honig haben antimikrobielle Eigenschaften und reduzieren die Besiedelung der Mundhöhle mit krankheitsauslösenden Keimen.

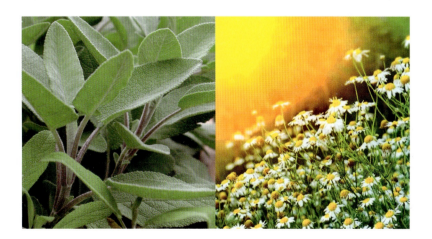

Obstipation (Verstopfung)

Abführtees kombinieren in der Regel drei Komponenten: neben der abführenden eine verdauungsfördernde und eine krampflösende Wirkung. Eingesetzt werden Senna, Aloe, Faulbaumrinde sowie Lein- und Flohsamen.

Zu den reizenden Abführmitteln gehören Senna und Aloe sowie Faulbaumrinde. Sie wirken stimulierend auf die Darmbewegung und verkürzen dadurch die Dauer die Darmpassage. Leider kommt es auch zu einer vermehrten Abgabe von Salzen und Wasser durch den Darm, sodass Flüssigkeits- und Salzverluste auftreten.

> **!** Die Einnahme dieser Substanzen sollte mit dem Arzt abgesprochen werden. Eine ausreichende Flüssigkeitszufuhr ist unbedingt zu empfehlen.

Lein- und Flohsamen gehören zu den Gleit- und Füllmitteln, die durch Schleimstoffe schleimhautschützend und darmregulierend wirken. Sie quellen in Gegenwart von Wasser, erhöhen damit das Darmvolumen und fördern die Darmbewegung durch den Dehnungsreiz. Sie haben den Vorteil, dass es nicht zu krampfartigen Bauchschmerzen kommt, da die Darmbewegung nicht durch chemische Anregung erreicht wird.

> **!** Wesentlich ist auch hier eine ausreichende, gleichzeitige Flüssigkeitszufuhr. Außerdem sollte sichergestellt sein, dass die Darmpassage frei ist, dass also beispielsweise Tumoren im Bauchbereich nicht zu einem Hindernis werden. Deshalb sollte die Anwendung dieser Substanzen immer mit dem Arzt besprochen werden.

Schädigung des Herzmuskels

In der Pflanzenheilkunde wird bei leichter Herzschwäche Weißdorn eingesetzt.

Bei der Behandlung von Krebspatienten kann nach der Gabe bestimmter Chemotherapeutika aus der Gruppe der so genannten Anthrazykline (erkennbar an der roten oder blauen Färbung der Infusionslösung) oder nach Gabe des Antikörpers Herceptin® eine Herzmuskelschädigung auftreten.

Ob Weißdorn prophylaktisch oder in der Therapie hilft, wurde bisher nicht untersucht. Erste Untersuchungen liegen für die Substanzen Carnitin (s. S. 75), Coenzym Q10 (s. S. 81) sowie Selen (s. S. 188) vor.

Schädigung des Immunsystems

Während einer Chemo- oder Strahlentherapie kommt es bei den meisten Patienten zu einer mehr oder minder schwer ausgeprägten Schwächung des Immunsystems. Für eine ganze Reihe von Pflanzen und andere Wirksubstanzen konnten immunstimulierende Eigenschaften gezeigt werden (Mistel S. 153, Thymus S. 200, asiatische Pilze S. 62, Faktor AF 2 S. 90, Enzyme S. 87, Probiotika S. 173, Selen S. 188 und Vitamin E S. 223). Diese Substanzen können jedoch eine schwere Immunschwäche durch die Chemotherapie nicht verhindern oder gar aufheben.

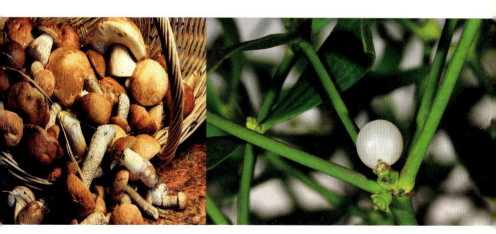

Auch regelmäßige Bewegung hat eine das Immunsystem stabilisierende Funktion.

Bei leichten grippalen Infekten werden in der Pflanzenheilkunde Sonnenhut (*Echinacea*) und die Kapland-Pelargonie (*Petagoides*) als Immunstimulanzien eingesetzt. Auch *Thuja* hat immunstimulierende Effekte. Die wissenschaftlichen Untersuchungen zu *Echinacea* werden zurzeit noch sehr kontrovers diskutiert.

In der Selbstmedikation wird neben *Echinacea* derzeit auch *Petagoides* (Handelsname Umckaloabo®) verwendet. Untersuchungen zur Wirksamkeit bei Krebspatienten gibt es hierzu bisher nicht.

> **!** Keinesfalls darf ein beginnender Infekt oder gar ansteigendes Fieber bei Patienten unter einer Chemo- oder Strahlentherapie lediglich mit pflanzenheilkundlichen Mitteln behandelt werden! Der sofortige Kontakt mit dem behandelnden Arzt und die rechtzeitige Einnahme von Antibiotika sind erforderlich.

Schlafstörungen

Zu den pflanzlichen Mitteln, die bei Schlafstörungen eingesetzt werden, gehören Baldrian, Hopfen und Melisse.

Zu Baldrian liegt eine Reihe guter Studien bei erwachsenen Probanden und Patienten mit Schlafstörungen vor, die eine verkürzte Einschlafphase und eine Zunahme der Schlafdauer und -qualität belegen. Die Reaktionsfähigkeit im Straßenverkehr ist am folgenden Tag nicht eingeschränkt. Baldrian eignet sich zur Selbstmedikation.

Hopfen und Melisse enthalten ätherische Öle und Bittersäuren. Sie werden bei Unruhe, Angstzuständen und bei Schlafstörungen eingesetzt und sind ebenfalls gut für die Selbstanwendung geeignet. Die Präparate sollten ausreichend dosiert sein, eine Beratung in der Apotheke ist empfehlenswert.

Eine weitere gute Behandlungsmöglichkeit bei leichten Schlafstörungen sind abendliche Lavendelfußbäder, die unmittelbar vor dem Schlafengehen durchgeführt werden können. Günstig ist es auch, die warme Schüssel mit dem Lavendelöl in Höhe des Kopfendes stehen zu lassen, da das Einatmen der ätherischen Dämpfe ebenfalls schlaffördernd wirkt.

Schmerzen

Schmerz ist ein bei Krebspatienten relativ häufig auftretendes Symptom und die am meisten gefürchtete Folge der Erkrankung. Er kann unterschiedliche Ursachen haben. Mit modernen Mitteln ist eine sehr gute Schmerztherapie jedoch möglich.

> **!** Kein Patient mit einer Tumorerkrankung muss heute starke Schmerzen leiden. Wichtig ist die enge Zusammenarbeit zwischen Arzt und Patient, d.h. der Patient muss dem Arzt deutlich sagen, ob die Schmerzen gut behandelt sind oder ob er sich eine weitere Intensivierung der Therapie wünscht.

Häufige Vorurteile bei einer Schmerztherapie sind: „Ich soll ein Morphin nehmen – so schlimm steht es also schon um mich" oder „Wenn ich damit jetzt schon anfange, dann hilft mir ja am Ende gar nichts mehr." Beides ist unberechtigt.

Der Einsatz von Morphinen wird in der modernen Schmerztherapie schon relativ früh mit der Krebstherapie kombiniert. Allerdings werden die Morphine bewusst ausgewählt und dosiert. Wir wissen, dass bei Schmerzpatienten in dieser Situation nicht mit den typischen Erscheinungen und einer Abhängigkeitsproblematik wie bei Drogensüchtigen zu rechnen ist. Lässt der Schmerz nach, so kann das Morphin auch langsam wieder reduziert und dann abgesetzt werden. Auch die Befürchtung, dass man „zu früh" mit Morphin anfängt und hinterher gar nichts mehr hilft, ist unberechtigt. Die moderne Schmerztherapie hält so viele Möglichkeiten bereit, dass wir auch bei fortschreitenden Erkrankungen immer eine Therapieoption haben.

Wann ist eine komplementärmedizinische Behandlung sinnvoll?

Schmerz stellt auch einen erheblichen Stressreiz für den Körper dar und ist damit eine unnötige Belastung für das Immunsystem. Dies ist ein weiterer Grund dafür, dass die Schmerzmedikation ausreichend sein sollte.

Bei neu auftretenden oder sich verändernden Schmerzen muss zunächst abgeklärt werden, ob die Krebserkrankung hierfür ursächlich ist oder ob es vielleicht eine ganz andere Ursache gibt, die dann gezielt angegangen werden muss. Ist dies nicht oder nicht ausreichend möglich, so ist der Einsatz von Schmerzmedikamenten sinnvoll. Diese Schmerzmedikamente können Nebenwirkungen haben, daher ist es wichtig, dass der Patient diese von Anfang an offen mit seinem Arzt bespricht, vom Arzt seinerseits aber auch Informationen erhält, welche Nebenwirkungen überhaupt möglich sind. Übelkeit und Müdigkeit treten oft nur in den ersten Tagen auf. Die Übelkeit sollte ebenfalls gezielt behandelt werden. Auch Verstopfung ist eine häufige Begleiterscheinung einer Morphintherapie, deshalb sollten von Anfang an Mittel gegen Verstopfung verschrieben werden.

> **!** Eine komplementäre naturheilkundliche Therapie kann eine ausreichende Schmerztherapie keinesfalls ersetzen, sie kann sie jedoch in Einzelfällen unterstützen.

Einreibungen mit ätherischen Ölen wie Aconitöl und capsaicinhaltige Salben oder Pflaster (s. S. 73) lindern lokale Schmerzen.

Cannabis (s. S. 69) mit seiner leicht schmerzstillenden Wirkung kann versuchsweise eingesetzt werden. Johanniskraut kann hier durch seine antidepressive Wirkung unterstützen. Bei beiden Substanzen sollte jedoch auf Wechselwirkungen mit der laufenden Therapie geachtet werden. Während die Einreibungen vom Patienten selbst durchgeführt werden können, sollten Cannabis und Johanniskraut nur in Absprache mit dem Arzt eingenommen werden.

Viele Patienten verspüren Erleichterung durch physikalische Anwendungen, entweder in Form von Wärme oder Kälte oder auch durch Massageanwendungen von qualifizierten Therapeuten. Dabei muss jedoch sorgfältig auf mögliche Kontraindikationen geachtet werden. Auch eine gute angeleitete Krankengymnastik kann vielfach Schmerzen lindern. Im Einzelfall muss die Wirksamkeit von Reflextherapien, wie z. B. Akupressur, Akupunktur und Akupunktmassage oder Fußreflexzonenmassage ausprobiert werden. Studien für die Wirksamkeit bei Krebspatienten liegen nicht vor. Viele Patienten stellen jedoch eine sehr gute Besserung ihrer Symptome fest, und es handelt sich hierbei auch um nebenwirkungsarme und oft kostengünstige Methoden.

Strahlentherapiefolgeschäden

Neben einer meist nur leicht ausgeprägten Verminderung der weißen Blutkörperchen stehen hier vor allem Haut- und Schleimhautschäden im Bereich des bestrahlten Gebietes im Vordergrund. Es entwickelt sich im betroffenen Hautgebiet eine Entzündung – von leichter Rötung bis zur Blasenbildung –, ähnlich einem Sonnenbrand. Die Schleimhäute reagieren mit Entzündungen bis zur Geschwürbildung.

In der Regel erhalten die Patienten von den für die Strahlentherapie verantwortlichen Ärzten genaue Anweisungen, wie die Haut zu pflegen ist; häufig werden Puder eingesetzt. Nach Abschluss der Bestrahlung kann Ringelblumensalbe verwendet werden (zur weiteren Begleittherapie s. „Enzyme", S. 87, und „Selen", S. 188). Viele Patienten empfinden auch ein Gel mit *Aloe vera* (s. S. 51) angenehm, obwohl es in einer Studie keinen Vorteil im Vergleich zu Placebo erbrachte.

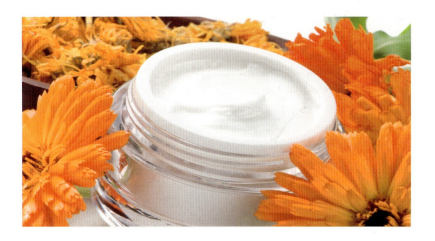

Übelkeit

Die Übelkeit im Laufe einer Krebserkrankung entsteht durch eine Schädigung der Schleimhäute im Magen-Darm-Trakt, durch die direkte Einwirkung von Chemotherapeutika auf das so genannte „Brechzentrum" im Gehirn, aber auch durch den Tumor, wenn er die Magen-Darm-Passage im Bauchbereich stört oder wenn Metastasen zu einem Druck im Gehirn führen.

> **!** Die komplementäre Therapie ersetzt eine zielgerichtete Therapie gegen Übelkeit nicht, kann aber in einigen Fällen eine gute Unterstützung bieten.

Einfache Therapiemöglichkeiten sind Entspannungstechniken, die von den Patienten erlernt werden können, beispielsweise bestimmte Visualisierungen, aber auch Akupunktur und Akupressur, wobei hier insbesondere der Punkt P6 in wissenschaftlichen Studien belegt werden konnte. Neben schmerzstillenden Effekten zeigt Cannabis (s. S. 69) auch Wirkung gegen Übelkeit. Es wurde jedoch noch nicht untersucht, ob es auch bei einer durch die Chemotherapie verursachten Übelkeit hilft.

Ingwer (s. S. 120) wird in der ayurvedischen Medizin gegen Übelkeit eingesetzt. In einer Studie wurde das Erbrechen nach Operationen durch die Gabe von Ingwer reduziert. Über die Wirkung bei Übelkeit durch eine Chemotherapie liegen jedoch noch keine ausreichenden Untersuchungen vor.

Ingwer eignet sich sehr gut für die Selbstanwendung. Kleine Ingwerstückchen werden morgens mit heißem Wasser überbrüht und ziehen danach einige Minuten. Dieses Ingwerwasser kann schluckweise bis zum frühen Nachmittag getrunken werden. Später am Tag empfiehlt es sich wegen seiner anregenden Wirkung nicht mehr, um den Schlaf nicht zu stören.

Wechseljahresbeschwerden

Durch eine Chemotherapie oder die Bestrahlung des kleinen Beckens kann bei Frauen die Funktion der Eierstöcke soweit geschädigt werden, dass die normale Hormonproduktion aussetzt. Dies kann vorübergehend, in einigen Fällen aber auch permanent sein.

Unter einer antihormonellen Therapie, die beispielsweise bei Brustkrebs durchgeführt wird, können entsprechende Beschwerden auftreten wie Hitzewallungen, trockene Schleimhäute oder auch Folgen einer sich entwickelnden Osteoporose. Auch bei Männern kann es zu Hormonentzugserscheinungen durch eine antihormonelle Therapie beim Prostatakarzinom kommen. In der Regel sind die Hitzewallungen bei diesen nicht so ausgeprägt wie bei Frauen, aber eine Osteoporose kann zu erheblichen Beschwerden führen. Außerdem kommt es unter der antihormonellen Therapie zu Veränderungen der Libido.

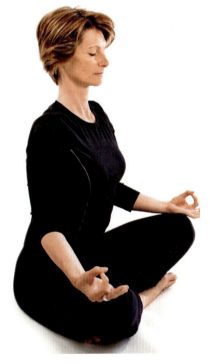

Gegen Hitzewallungen werden Salbeiextrakt als Tropfen oder Tabletten und Traubensilberkerze (s. S. 205) eingesetzt. Bei trockenen Schleimhäuten helfen lokal natürliche, die Vaginalflora enthaltende Zäpfchen, die in die Scheide eingeführt werden, oder Vitamin-E-Öl, das z. B. mittels eines Tampons in die Scheide eingebracht wird. Ist dies nicht ausreichend, so können Gleitmittel hilfreich sein. Eine Aufklärung der Patientin (und ihres Partners) hilft vielen Paaren.

Zur Prävention der Osteoporose sind regelmäßige Bewegung, Vitamin D (s. S. 221) und Kalzium bzw. eine kalziumreiche Ernährung sinnvoll. Eine Studie belegt auch die Wirksamkeit von regelmäßigem Tai Chi.

Wann ist eine komplementärmedizinische Behandlung sinnvoll?

Bei Knochenmetastasen muss bei einer Kalzium- und Vitamin-D-Gabe der Kalziumserumspiegel regelmäßig überprüft werden.

Patientinnen und Patienten mit Hormonentzug sollten eine regelmäßige Knochendichtemessung durchführen lassen. Kommt es trotz aller Bemühungen zu einer Abnahme der Knochendichte, so ist der rechtzeitige Einsatz von so genannten Bisphosphonaten ratsam.

Bei jungen Patientinnen mit hormonunabhängigen Tumoren sollte über eine zyklische Hormonsubstitution gesprochen werden.

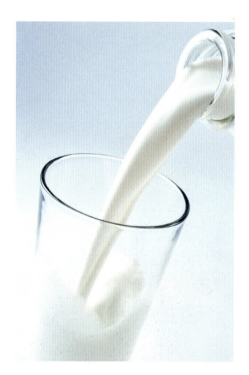

Die 117 ergänzenden Wirkstoffe: von A(loe) bis Z(itrusflavonoide)

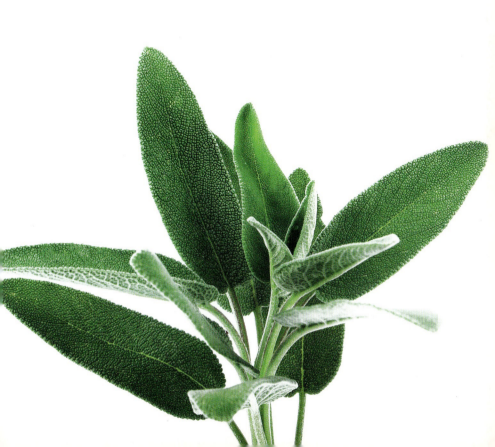

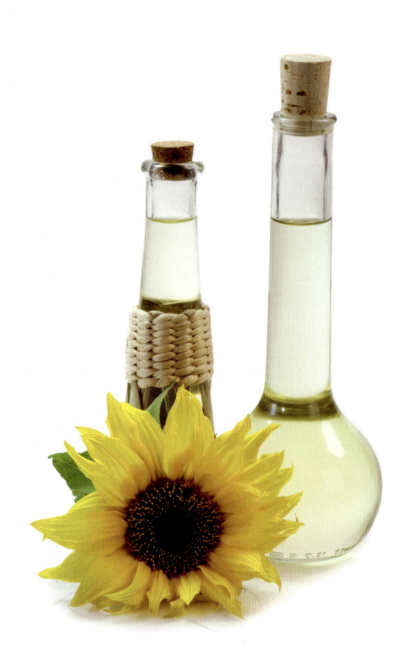

Aloe, Wüstenlilie
(Aloe vera bzw. barbadensis)

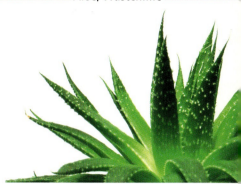

Substanz und Vorkommen
Aloe ist auf den Kanarischen Inseln heimisch und wird heute auch in anderen Trockengebieten kultiviert. Die Gattung *Aloe* umfasst 250 verschiedene Arten. Aloepflanzen sind kraut-, strauch- oder baumartig und haben dickfleischige, ledrige Blätter. *Aloe* wird aus dem inneren Blattanteil der Aloe-Pflanze gewonnen; in diesem sind Enzyme, Saponine, Vitamine und Mineralstoffe enthalten. Es ist noch nicht geklärt, welche der Inhaltsstoffe wirken; diskutiert werden die Saponine, Aloin, Aloesin und Aloe-Emodin.

Wie wirkt die Substanz?
Aloe vera führt angeblich zu einer Aktivierung des Immunsystems – hierfür liegen aber keine wissenschaftlichen Untersuchungen vor. Die Wirkung auf Tumorzellen wurde bislang widersprüchlich beschrieben.

Aloe-Emodin, ein Inhaltsstoff der *Aloe*, führt zu einer verminderten Wirkung des Chemotherapiemittels Cisplatin auf Tumorzellen. Ob andere Chemotherapiemittel in ihrer Wirkung ebenfalls beeinflusst werden, ist unklar. Aus diesem Grund ist die Einnahme von Aloe-Präparaten während einer Chemotherapie nicht zu empfehlen.

Aloe vera kann die Wirkung von Herzmedikamenten wie Antiarrhythmika und Herzglycosiden beeinflussen.

Aloe vera hat entzündungshemmende und antibakterielle Eigenschaften. Viele Patienten empfinden die Anwendungen zum Schutz der Haut während einer Strahlentherapie als angenehm. Die Studienergebnisse hierzu sind noch widersprüchlich. Negative Effekte scheinen selten in Form einer allergischen Hautreaktion aufzutreten.

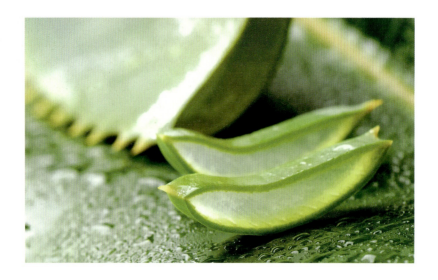

Was empfiehlt Ihr Arzt?
Aloe-Gel kann äußerlich nach Absprache mit dem Strahlentherapeuten während und nach einer Bestrahlung ausprobiert werden. Die Einnahme von *Aloe* ist grundsätzlich nicht zu empfehlen.

Amygdalin

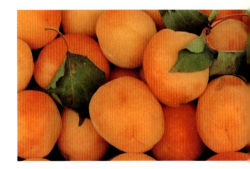

Substanz und Vorkommen
Amygdalin ist ein Inhaltsstoff in der Bittermandel und in Kernen von Aprikosen und Äpfeln.

Wie wirkt die Substanz?
Der Wirkstoff Amygdalin wird unter dem Handelsnamen Laetrile® und neuerdings unter dem Namen Vitamin B_{17} als alternatives Krebstherapeutikum angeboten. Neben einer angeblichen Unschädlichkeit wird suggeriert, dass es sich um einen lebenswichtigen Stoff handelt. Dies ist falsch!

Es wurden bisher keine wissenschaftlich überprüfbaren Untersuchungen über Amygdalin an Tumorpatienten veröffentlicht, deshalb können auch keine Angaben zu Wechselwirkungen und Nebenwirkungen gemacht werden.

Hinzu kommt, dass Amygdalin unter Umständen giftige Blausäurebestandteile abspalten kann. Es wurden mehrere Berichte veröffentlicht, die zeigen, dass es zu

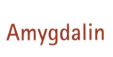

Amygdalin

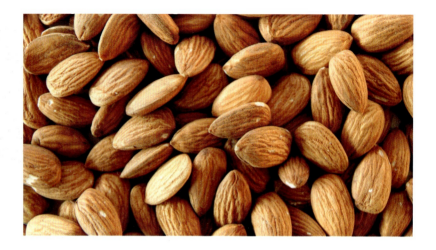

erheblichen Nerven- und Hirnschädigungen, Krampferscheinungen mit tödlichem Ausgang oder schweren Folgeerscheinungen kommen kann, wenn eine Dosis eingenommen wird, die theoretisch eine Wirkung an Krebszellen zeigen könnte.

Die immer wieder vorgebrachte Behauptung, dass Laetrile® selektiv Krebszellen abtötet, konnte in keinem Tierexperiment bestätigt werden.

Was empfiehlt Ihr Arzt?
Das Medikament ist als gefährlich einzustufen und deshalb nicht zu empfehlen.

Anamu
(Petiveria alliacea)

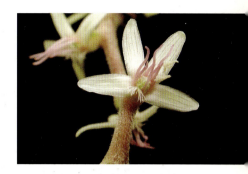

Substanz und Vorkommen
Die Pflanze Anamu stammt aus dem tropischen Zentral- und Südamerika. Zu den zahlreichen biologisch aktiven Substanzen von Anamu zählen Flavonoide, Triterpene, Schwefelverbindungen und Steroide, Cumarin, Allantoin, Astilbin, Linoleinsäure, Sitosterol und andere ungesättigte Fettsäuren.

Wie wirkt die Substanz?
Anamu wird in der traditionellen Heilkunde in Südamerika eingesetzt. Es hat einen blutzuckersenkenden Effekt und wird in letzter Zeit auch als Bestandteil der alternativen Therapie in der Onkologie angeboten. Anamu soll weiterhin entzündungshemmend, beruhigend und krampflösend wirken. Belege für die Wirksamkeit gegen Tumorzellen im Labor wie auch bei Tumorpatienten liegen allerdings nicht vor. Wechsel- und Nebenwirkungen sind nicht bekannt, allerdings ist eine Auswirkung auf Diabetesmedikamente möglich.

Einzelfallberichte sollten sehr kritisch bewertet werden. Eine Arbeit zeigte, dass Anamu im Laborexperiment die Erbsubstanz verändert und sogar zur Entstehung von Tumorzellen führen kann.

> ### Was empfiehlt Ihr Arzt?
> Eine Anwendung von Anamu ist nicht empfehlenswert.

Anthocyane

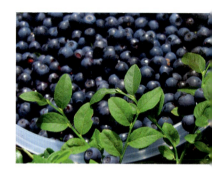

Substanz und Vorkommen
Anthocyane sind chemische Verbindungen, die in allen höheren Pflanzen vorkommen, u. a. in Blaubeeren, Hibiskusblüten und Lindenblüten. Sie sind für die Rot- und Violettfärbung von Blüten oder Früchten verantwortlich. Proanthocyane sind farblose Pflanzenstoffe, die beispielsweise in Äpfeln, Weintrauben, Tee, Eichenrinde oder Frauenmantel vorkommen.

Wie wirkt die Substanz?
Anthocyane gehören zu den Flavonoiden, haben viele positive Eigenschaften und helfen dem Körper, im Stoffwechsel giftige Substanzen und Radikale zu neutralisieren. Proanthocyane gehören zu den Gerbstoffdrogen.

Aus Laborexperimenten weiß man, dass die Entstehung von Tumorzellen, deren Wachstum und möglicherweise auch deren Auswandern in den Körper (Metastasierung) durch Proanthocyane unterdrückt werden kann. Weiterhin sind diese Substanzen möglicherweise in der Lage, Tumorzellen zum Absterben zu bringen. Bisher gibt es jedoch keine wissenschaftlichen Untersuchungen, die diese

Wirkungen im Tierexperiment oder bei der Therapie von Tumorpatienten belegen. Über Wechselwirkungen von Anthocyanen mit Medikamenten, insbesondere mit Chemotherapiemitteln, ist wenig bekannt. Da Proanthocyane und Anthocyane starke Antioxidanzien sind, ist eine Wirkungsabschwächung bestimmter Chemotherapiemittel oder einer Strahlentherapie denkbar.

Was empfiehlt Ihr Arzt?
Der Verzehr von Blaubeeren und anderen Früchten ist sehr gesund. Die Einnahme von Tabletten mit Proanthocyanen und Anthocyanen ist bei einer ausgewogenen Kost nicht erforderlich. Während einer Chemo- oder Strahlentherapie sollte die Einnahme mit dem Arzt abgestimmt werden, um mögliche Wirkungsabschwächungen zu vermeiden.

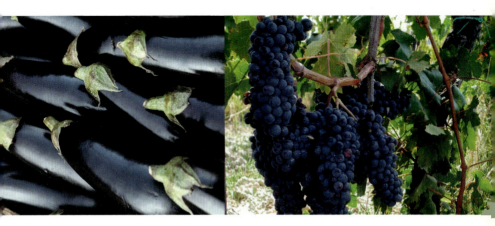

Apigenin

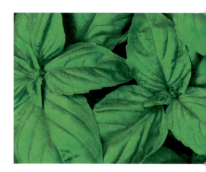

Substanz und Vorkommen

Apigenin ist ein hellgelber Pflanzenfarbstoff aus der Gruppe der Flavone. Es kommt unter anderem in Dahlien und im Hennastrauch vor, außerdem in verschiedenen Kräutern wie Basilikum, Estragon, Petersilie, Rosmarin, Thymian, Dill, Koriander, Minze, Salbei, schwarzem Pfeffer, ferner in Gemüse wie Artischocke, Sellerie, Möhren, Zwiebeln, in Obstsorten wie Äpfeln und in Heilpflanzen wie Kamille, Weißdorn, Mariendistel, Süßholz, Augentrost sowie im Teestrauch.

Wie wirkt die Substanz?

Apigenin hat, wie andere Flavonoide auch, antientzündliche Eigenschaften und hemmt das Tumorwachstum, den Zellzyklus und damit die Zellteilung und fördert das Absterben von Tumorzellen. Darüber hinaus verminderte Apigenin in Laboruntersuchungen die Gefäßbildung in Tumoren. Weiterhin fördert Apigenin die Knochenstabilität und wirkt der Entwicklung einer Osteoporose entgegen.

Allerdings haben Experimente gezeigt, dass Apigenin das Wachstum von Brustkrebszellen stimuliert und die tumorwachstumshemmende Wirkung von Tamoxifen aufhebt. Bisher wurden nur zwei Versuche an tumorkranken Tieren veröffentlicht, Untersuchungen an Tumorpatienten liegen nicht vor.

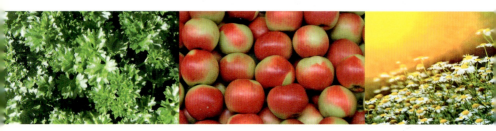

Was empfiehlt Ihr Arzt?

Apigenin sollte bei Brustkrebs nicht als Nahrungsergänzungsmittel eingenommen werden. Bei anderen Tumorerkrankungen stellt Apigenin einen wertvollen Bestandteil der gesunden Ernährung dar. Allerdings fehlen wissenschaftliche Untersuchungen, die eine zusätzliche Aufnahme in Form von Nahrungsergänzungsmitteln rechtfertigen.

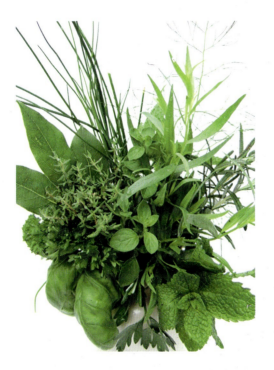

Arganöl

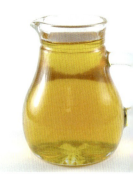

Substanz und Vorkommen
Arganöl stammt aus Marokko vom Argan-Baum (*Argania spinosa*). Es enthält Fettsäuren (z. B. Linoleinsäure zu 36 %), Tocopherol, Vitamin E, Squalen, Sterole und Phenole.

Wie wirkt die Substanz?
Aufgrund des hohen Anteils an Antioxidanzien wird behauptet, dass Arganöl vor Krebserkrankungen schützt. Untersuchungen dazu liegen bisher weder aus Labor- oder Tierexperimenten noch aus Untersuchungen an Tumorpatienten vor. Arganöl stellt ein gesundes pflanzliches Öl dar, vermutlich sind andere pflanzliche Öle aber gleichwertig.

> **Was empfiehlt Ihr Arzt?**
> Da das Arganöl viele Antioxidanzien enthält, sollte es nicht in großen Mengen während bestimmter Chemotherapien eingenommen werden.

Arginin

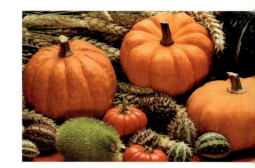

Substanz und Vorkommen
Arginin ist Bestandteil tierischer, aber auch vieler pflanzlicher Proteine und z. B. in Buchweizen und Kürbisgewächsen enthalten. Es muss mit der Nahrung aufgenommen werden, da es nicht in ausreichendem Maße vom Körper hergestellt werden kann.

Arginin ist eine wichtige essenzielle Aminosäure im Stoffwechsel, aus der beispielsweise Stickstoffmonoxid gebildet wird.

Wie wirkt die Substanz?
Arginin ist mitverantwortlich für die Regulation des Blutflusses, die Weitstellung der Gefäße und die Entgiftung des Körpers. Es kann zu einer Stimulation des Immunsystems und der tumorbekämpfenden Immunzellen führen. Allerdings kann Arginin durch Hormonfreisetzungen auch das Wachstum von Tumorzellen fördern.

> ### Was empfiehlt Ihr Arzt?
> Da unterschiedliche Befunde zur Wirkung von Arginin vorliegen, ist eine zusätzlich Einnahme neben der normalen Ernährung für Tumorpatienten nicht zu empfehlen.

Asiatische Pilze

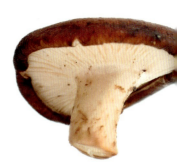

Substanz und Vorkommen

In der traditionellen asiatischen Pflanzenheilkunde werden verschiedene essbare Pilze eingesetzt. Die Pilze Kawartake (*Coriolus versicolor*), Klapperschwamm (Maitake, *Grifola frondosa*), Shiitake (*Lentinula endodes*), Lackporlinge (Reishi, *Ganoderma lucidum*, *Ganoderma sinense* und *Ganoderma tsugae*), Spaltblättling (Suehirotake, *Schizophyllum commune*) stammen allesamt aus Asien. Aus diesen asiatischen Pilzen können so genannte Polysaccharide gewonnen werden.

Wie wirkt die Substanz?

Polysaccharide (Glucane) aus asiatischen Pilzen können das Immunsystem aktivieren. Verschiedene Untersuchungen zeigen, dass sie sowohl während einer Chemotherapie als auch während einer Bestrahlung den normalerweise auftretenden Abfall der weißen Blutkörperchen vermindern können.

Nebenwirkungen scheinen selten aufzutreten. Zu diesen zählen: Übelkeit, Erbrechen, Appetitverlust und Durchfälle. Bei schneller Infusion kann es außerdem zu einem Druckgefühl im Brustbereich und zu Mundtrockenheit kommen.

In Laborexperimenten führten die unterschiedlichen Pilzextrakte z. B. zur Wachstumshemmung und förderten das Absterben der Tumorzelle. Die meisten klinischen Studien wurden bisher in Japan durchgeführt, ihre Überprüfung ist schwierig, ihre Ergebnisse sind zum Teil widersprüchlich. Die Kombination von Pilzextrakten mit einer Chemotherapie ergab bei Tumoren im Magen-Darm-Trakt eine bessere Wirkung als eine alleinige Chemotherapie. Einzelne positive Berichte liegen vor zur Therapie bei Leberkrebs, bösartigen Hirntumoren, Harnblasenkrebs, Lungenkrebs, Prostatakrebs und akuter Leukämie sowie Eierstockkrebs. Aus ihnen kann jedoch nicht verallgemeinernd auf eine Wirksamkeit bei diesen Tumoren geschlossen werden.

Bei allen positiven Ergebnissen gibt es auch andere Studien, die keinen Vorteil für die Pilzextrakte zeigen. Aus diesem Grund muss man die Situation als noch ungeklärt betrachten.

> **Was empfiehlt Ihr Arzt?**
> Bis zur weiteren Erforschung müssen Therapieansätze mit Pilzextrakten als experimentelle Therapien eingeordnet werden. Ihre Verwendung ersetzt auf keinen Fall eine erforderliche Chemo- oder Strahlentherapie. Bei Produkten aus unklaren Quellen wie dem Internet oder dem asiatischen Bereich ist zu beachten, dass häufig Verunreinigungen mit Schwermetallen oder Pestiziden vorliegen.

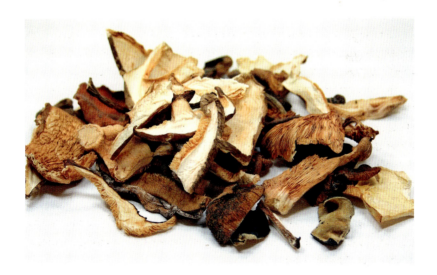

Avemar®

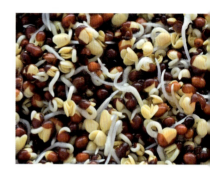

Substanz und Vorkommen
Aus fermentiertem Weizenkeimextrakt wird ein Produkt gewonnen, das unter dem Handelsnamen Avemar® erhältlich ist. Verbreitet ist das Präparat insbesondere in Ungarn, aber auch in Südeuropa.

Avemar® besteht aus einer komplexen Mischung biologisch aktiver Moleküle.

Wie wirkt die Substanz?
In verschiedenen Experimenten konnte gezeigt werden, dass Avemar® Tumorzellen am Wachstum hindert und die Bildung von Tochtergeschwülsten (Metastasierung) verringert. Außerdem scheint Avemar® das Immunsystem anzuregen. Aus klinischen Studien an Tumorpatienten liegen erst wenige Ergebnisse vor.

Was empfiehlt Ihr Arzt?
Zusammenfassend kann die Einnahme von fermentiertem Weizenkeimextrakt (Avemar®) derzeit zur Behandlung von Tumorerkrankungen nicht empfohlen werden. Vermutlich besteht jedoch kein Risiko bei der Einnahme, sodass Patienten in Absprache mit ihrem Arzt einen individuellen Therapieversuch machen können.

Ballonerbse
(Sutherlandia frutescens)

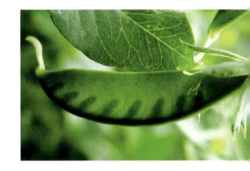

Substanz und Vorkommen
Sutherlandia frutescens ist ein Hülsenfrüchtler und Schmetterlingsblütler. Der immergrüne Halbstrauch ist im Süden Afrikas verbreitet.

Wie wirkt die Substanz?
In der einheimischen Medizin wird *Sutherlandia* als Entzündungshemmer, Mittel gegen Infektionen und gegen Krebs eingesetzt. Extrakte dieser Pflanze wirken antioxidativ und mindern Entzündungen. Möglicherweise kann *Sutherlandia* das Wachstum von Tumorzellen hemmen. Ergebnisse aus Tierexperimenten oder klinischen Studien liegen bisher nicht vor.

Nebenwirkungen bei der Einnahme von *Sutherlandia* können auftreten, da die Pflanze den Blutzuckerspiegel senkt und auch die Bildung und Verstoffwechselung von Steroidhormonen wie Cortison und Progesteron beeinflusst. Welche Bedeutung dies bei der Einnahme hat, ist noch nicht weiter untersucht worden.

> ### Was empfiehlt Ihr Arzt?
> Zusammenfassend stellt *Sutherlandia* eine interessante Pflanze dar, über deren Inhaltsstoffe und Wirkmechanismen jedoch vor ihrem Einsatz bei Tumorpatienten weitere Informationen gewonnen werden müssen.

Beifuß
(Artemisia annua anamed)

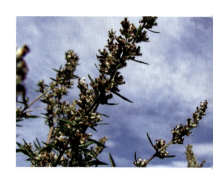

Substanz und Vorkommen

Artemisia annua anamed ist die verbesserte Züchtung der chinesischen Heilpflanze *Artemisia annua* (Einjähriger Beifuß). Im Gegensatz zur Wildpflanze ist die Züchtungsform blattreich und wächst bis zu 3 m hoch, z. B. in Deutschland, Südafrika, Congo-Zaire, Uganda, Tansania, Kenia und Brasilien.

Artemisia annua enthält den Wirkstoff Artemisinin, er wird in Form von Teezubereitungen gegen Malaria eingesetzt.

Wie wirkt die Substanz?

Artemisia kann vermutlich das Wachstum von Tumorzellen unterdrücken. Bisher liegen erst wenige vorläufige Ergebnisse aus Tierexperimenten und Einzelfallbeschreibungen von Patienten vor, aus denen keine Aussage über die Wirksamkeit von *Artemisia* möglich ist. Wir wissen derzeit auch wenig über mögliche Nebenwirkungen und die Giftigkeit der Pflanze.

> ### Was empfiehlt Ihr Arzt?
> Aufgrund der unzureichenden Kenntnisse der Substanzwirkung kann die Einnahme von *Artemisia* nicht empfohlen werden.

Biobran®

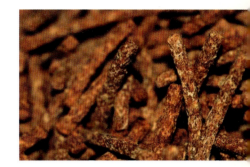

Substanz und Vorkommen
Die Hauptbestandteile von Biobran® werden aus fermentierter Reiskleie gewonnen.

Biobran® ist ein modifiziertes, großes Kohlenhydratmolekül, das enzymatisch mit einem Extrakt aus dem chinesischen Pilz Shiitake verarbeitet wird.

Wie wirkt die Substanz?
Biobran® wirkt aktivierend auf Immunzellen und kann das Absterben von Tumorzellen auslösen. Es liegen bisher keine tierexperimentellen Untersuchungen oder Studien an tumorerkrankten Patienten vor, die diese Wirkungen bestätigen. Auch über mögliche Neben- und Wechselwirkungen dieses Präparates ist nichts bekannt.

> **Was empfiehlt Ihr Arzt?**
> Biobran® stellt nach derzeitigen Erkenntnissen kein geeignetes komplementäres oder gar alternatives Krebsmittel dar.

Brennnessel
(Urtica dioica)

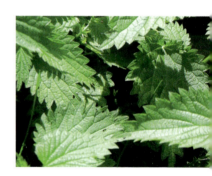

Substanz und Vorkommen
Brennnesseln sind nahezu weltweit verbreitet. Auf Grund ihrer geringen Ansprüche an die Umwelt sind sie lediglich in Dauerfrostgebieten nicht anzutreffen. Die Große Brennnessel (*Urtica dioica*) fehlt in den Tropen, in Südafrika, auf den Balearen und auf Kreta.

Wirkstoffe sind Ameisensäure, Serotonin, Histamin, Acetylcholin und Natriumformiat.

Wie wirkt die Substanz?
In der traditionellen westeuropäischen Pflanzenheilkunde wird die Brennnessel insbesondere bei rheumatischen Beschwerden eingesetzt. Brennnesselextrakt hat antientzündliche Wirkungen. In zwei Laborexperimenten verringerte sich das Wachstum von Tumorzellen nach der Gabe von Brennnesselextrakt.

Was empfiehlt Ihr Arzt?

Brennnesselextrakt kann bei Tumorpatienten mit begleitenden leichten Beschwerden im Bereich der Gelenke und Muskeln versuchsweise eingesetzt werden. Keinesfalls ist es geeignet, alleine zur Schmerztherapie bei einer Tumorerkrankung eingesetzt zu werden oder diese zu ersetzen. Eine spezielle Wirkung gegen das Tumorwachstum konnte bisher nicht bewiesen werden.

Cannabis, Hanf
(Cannabis sativa)

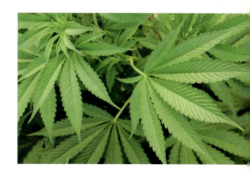

Substanz und Vorkommen
Cannabis oder Hanf wird im Freiland je nach Sorte zwischen ca. 50 cm bis 8 m hoch, in europäischen Breitengraden maximal ca. 4 m. Zur medizinischen Verwendung kommt meist der Indische Hanf (*Cannabis sativa indica*). Der Hauptinhaltsstoff von *Cannabis* ist δ-9-Tetrahydrocannabinol (THC).

Wie wirkt die Substanz?
Cannabis sativa wirkt muskelentspannend, stimmungsaufhellend, antiemetisch (gegen Übelkeit) und appetitsteigernd, beruhigend und schmerzhemmend sowie schlaffördernd und juckreizstillend. Er wurde in den letzten Jahren zunehmend für Tumorpatienten gegen Übelkeit und Appetitmangel empfohlen. Mittlerweile liegen wissenschaftliche Studien zu einem wesentlichen Inhaltsstoff, dem Tetrahydracannabinon, vor, der auch als Medikament zur Verfügung steht. Bisherige Untersuchungsergebnisse zur Wirkung bei Übelkeit belegen eine geringere Wirksamkeit als bei vergleichbaren Mitteln der Schulmedizin. Die appetitsteigernde Wirkung wird oft diskutiert, wurde jedoch bisher nicht nachgewiesen.

Cannabis wirkt schmerzstillend und wird deshalb manchmal für Tumorpatienten in der Kombination mit anderen Schmerzmitteln empfohlen. Cannabisextrakte sind in der schmerzstillenden Wirkung dem Codein zu vergleichen, bei höheren Dosierungen treten aber die gleichen Probleme auf wie bei Morphinpräparaten, also Müdigkeit, Schwäche, Bewegungsstörungen, sodass kein Vorteil in seiner Anwendung besteht.

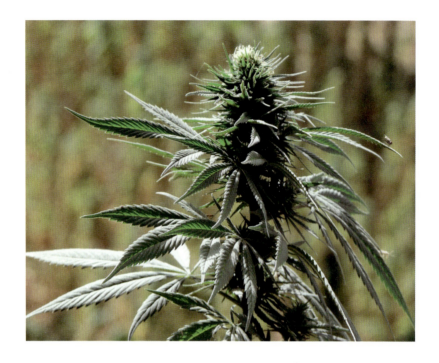

Was empfiehlt Ihr Arzt?
Insgesamt kann bei Gewichtsabnahme und Inappetenz ein Versuch mit *Cannabis* unternommen werden – die Präparate unterliegen in Deutschland der Verschreibungspflicht! *Cannabis* ersetzt weder eine entsprechende Therapie gegen Schmerzen und Übelkeit, noch eine ausreichende Nahrungszufuhr und gute Ernährungsberatung.

Canthaxanthin

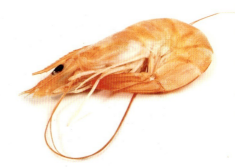

Substanz und Vorkommen

Canthaxanthin ist ein roter Farbstoff, der in Krabben, Pfifferlingen und in zahlreichen Obst- und Gemüsesorten vorkommt und heute technisch hergestellt wird.

Canthaxanthin gehört zu den Carotinoiden. Es ist ein sekundärer Pflanzenstoff, der dem Vitamin A verwandt ist.

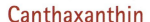

Wie wirkt die Substanz?

Die bisherigen Tierexperimente zu Canthaxanthin haben weitestgehend schützende Wirkung vor der Entstehung von Tumoren nachgewiesen. Sind Tumoren einmal entwickelt, so scheint keine schützende Wirkung mehr zu bestehen. Dies unterstreicht, dass es auch bei den Carotinoiden auf die regelmäßige Zufuhr über die Nahrung ankommt.

In einem Tierexperiment erhöhten zusätzliche Carotinoide die Gefäßbildung in Tumoren, sodass die Frage offen ist, ob dadurch auch das Wachstum von Tumoren verstärkt werden kann.

Canthaxanthin

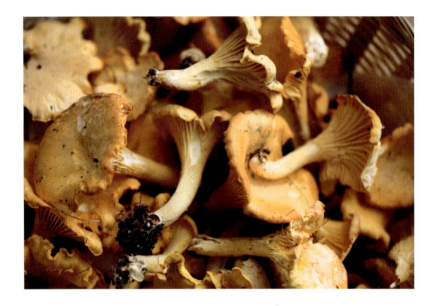

Was empfiehlt Ihr Arzt?
Carotinoide sollten reichlich mit der Ernährung aufgenommen werden. Die Zufuhr in Medikamentenform, z. B. als Nahrungsergänzungsmittel bei Patienten mit Tumoren, muss weiter erforscht werden, bevor zu ihr geraten werden kann.

Capsaicin

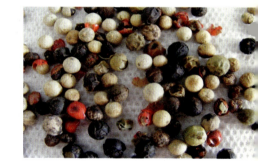

Substanz und Vorkommen

Capsaicin ist Bestandteil des Pfeffers und der Chilischoten und für deren reizende Wirkung verantwortlich. Die chemische Struktur ist der Vanillinsäure verwandt.

Wie wirkt die Substanz?

Capsaicin wird zur Schmerztherapie in Form von Salben oder so genannten Rheumapflastern eingesetzt. Zunächst kommt es zu einer brennenden, eher schmerzenden Empfindung, da in den Nervenendungen ein bestimmter Botenstoff vermehrt freigesetzt wird. Dieser Botenstoff steht deshalb später nicht mehr zur Verfügung, sodass das sonstige Schmerzempfinden nachlässt.

In unterschiedlichen Labor- und Tierexperimenten konnte gezeigt werden, dass Capsaicin möglicherweise vor der Tumorbildung schützt und zum Absterben

Capsaicin

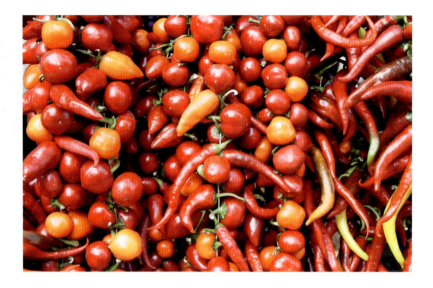

von Tumorzellen beitragen kann. Möglicherweise kann es auch die Wirkung von Chemotherapiemitteln unterstützen und die Resistenz von Tumorzellen reduzieren.

> ### Was empfiehlt Ihr Arzt?
> Aufgrund der unterschiedlichen Ergebnisse hinsichtlich Hemmung oder Förderung kann eine Einnahmeempfehlung derzeit nicht gegeben werden. Die äußerliche Anwendung, z. B. in Form von Rheumasalben, ist mit Sicherheit auch für Tumorpatienten unbedenklich.

Carnitin

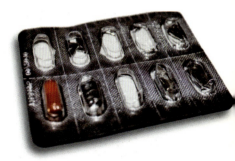

Substanz und Vorkommen

Carnitin ist ein wichtiges Molekül im Stoffwechsel. Es wird in gesunden Zellen aus zwei Aminosäuren (Lysin und Methionin) hergestellt.

Lysin

Methionin

Wie wirkt die Substanz?

Carnitin erleichtert den Transport langkettiger Fettsäuren in die Mitochondrien („Kraftwerke" der Zelle), in denen diese zur Energiegewinnung für die Zelle oxidiert werden. Es dient als intrazellulärer Energiespeicher und ist ein Radikalfänger.

In verschiedenen Untersuchungen nahm der Carnitinspiegel in der Zelle während einer Chemotherapie ab. Deshalb wurde zusätzlich Carnitin verabreicht,

Carnitin

$$H_3C-\overset{CH_3}{\underset{CH_3}{N^+}}-CH_2-\overset{OH}{\underset{H}{C}}-CH_2-C\overset{O}{\underset{OH}{}}$$

Carnitin

um der Entwicklung von Nebenwirkungen vorzubeugen. Es wird diskutiert, ob Carnitin vor einer Herzmuskelschädigung bei Einnahme bestimmter Chemotherapiemittel, den so genannten Anthracyclinen (hierzu gehören Doxorubicin, Epirubicin), schützt. Allerdings kann es vielleicht auch zu einer Wirkungsabschwächung der Chemotherapie bei einer Carnitingabe kommen.

Vermutlich kann Carnitin auch vor der durch andere Chemotherapiemittel (Cisplatin und Palitaxel) herbeigeführten Nervenschädigung (Polyneuropathie) schützen. Ein weiterer Einsatzbereich könnte die Behandlung eines starken Erschöpfungssyndroms infolge einer Chemotherapie sein.

Was empfiehlt Ihr Arzt?
Zusammenfassend ist Carnitin im individuellen Fall bei Patienten mit Erschöpfung zu empfehlen. Für den weiteren Einsatz ist die bisherige Datenlage zu gering. Während einer Chemotherapie sollte Carnitin nicht gegeben werden, solange nicht sicher ist, ob die Wirkung der Therapie auf die Tumorzelle erhalten bleibt.

Carnosol

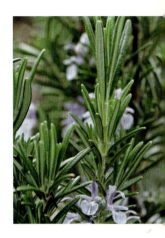

Substanz und Vorkommen
Carnosol ist ein sekundärer Pflanzenstoff, der in Rosmarin, Salbei und Thymian vorkommt.

Wie wirkt die Substanz?
Carnosol gehört zu den so genannten Antioxidanzien. In Laborexperimenten schützte Carnosol vor der Entwicklung von Tumorzellen bzw. verringerte deren Wachstum. In Zellkulturen brachte Carnesol Tumorzellen zum Absterben. Bislang liegen keine Tierexperimente oder Studien bei Patienten vor, die dies bestätigen.

Was empfiehlt Ihr Arzt?
Die Gewürze und Heilpflanzen Rosmarin, Thymian und Salbei sollten nur in ihrem üblichen Anwendungsbereich verwendet werden. Sie bieten eine gesunde Alternative beim Würzen und sind gute Heilpflanzen bei leichten Erkältungskrankheiten. Eine spezielle Empfehlung für eine zusätzliche Einnahme bei Tumorerkrankungen kann nicht ausgesprochen werden.

Chinesischer Engelswurz
(Angelica sinensis)

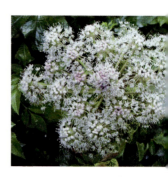

Substanz und Vorkommen
Angelica sinensis – auch Dong quai genannt – kommt in Asien vor und wird dort unter dem Namen „weiblicher Ginseng" bei Frauenleiden eingesetzt. *Angelica* enthält hormonähnliche Substanzen (Phytoöstrogene), außerdem sekundäre Pflanzenstoffe wie Flavonoide und Ferulasäure.

Wie wirkt die Substanz?
Engelswurz wird in der traditionellen Medizin als Pflanzenheilmittel zur Erleichterung der Beschwerden in den Wechseljahren eingesetzt. In zwei Arbeiten, die alle Untersuchungen von *Angelica* zur Linderung von Hitzewallungen zusammenstellten, ergaben sich jedoch keinerlei Belege für eine hilfreiche Wirkung. In Tierexperimenten hemmten Extrakte von *Angelica* das Tumorwachstum, schwächten jedoch auch die positiven Wirkungen einer Chemotherapie. Untersuchungen beim Menschen wurden bisher nicht durchgeführt. In einem Laborexperiment mit Brustkrebszellen wurde eine Wachstumsstimulation ausgelöst.

> ### Was empfiehlt Ihr Arzt?
> Zusammenfassend erscheint die Einnahme von *Angelica* derzeit nicht sinnvoll. *Angelica sinensis* sollte nicht als Medikament für Tumorbehandlungen eingesetzt werden.

Chlorogensäure

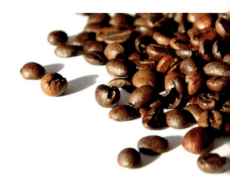

Substanz und Vorkommen
In Fruchtsäften, aber auch in der Kaffeebohne kommt Chlorogensäure als sekundärer Pflanzenstoff vor. Chlorogensäure gehört zu den Polyphenolen.

Wie wirkt die Substanz?
In Tierexperimenten konnte gezeigt werden, dass Chlorogensäure vor der Entwicklung von Tumoren schützen kann. In einer Laborstudie an Zellen der chronisch myeloischen Leukämie hemmte Chlorogensäure das Zellwachstum. Jedoch ist unbekannt, ob dies auch für andere Tumorzellen zutrifft. Untersuchungen im Tierexperiment oder bei Patienten mit Tumorerkrankungen liegen noch nicht vor.

> **Was empfiehlt Ihr Arzt?**
> Chlorogensäure ist als gesunder Pflanzenstoff im Rahmen einer gesunden Ernährung positiv zu bewerten. Die zusätzliche Einnahme in Form von Nahrungsergänzungsmitteln kann noch nicht empfohlen werden.

Cimetidin

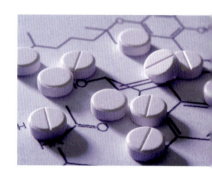

Substanz und Vorkommen
Cimetidin ist eine synthetisch hergestellte Substanz, die die Bildung von Magensäure im Magen hemmt (sog. H_2-Rezeptoren-Blocker). Mehr zufällig wurde entdeckt, dass Cimetidin auch Wirkungen auf Immunzellen hat. Obwohl es sich um keine natürliche Substanz handelt, wird sie immer wieder in der alternativen Therapie von Krebserkrankungen eingesetzt.

Wie wirkt die Substanz?
Die zellvermittelte Immunität kann durch Cimetidin verbessert werden und die Aktivität von Killerzellen (spezielle Typen von weißen Blutkörperchen) ansteigen. Insgesamt sind die Daten jedoch uneinheitlich, sodass die Substanz heute nur selten eingesetzt wird.

Zwei Untersuchungen an Patienten mit Dickdarmtumoren zeigten, dass die Einnahme von Cimetidin während einer Chemotherapie zu einer Verbesserung der Überlebensrate führt, jedoch sind alle Studien zu Cimetidin relativ alt und haben viele Mängel. In einem Tierversuch trat unter Cimetidin sogar eine erhöhte Rate von Karzinomen auf.

Cimetidin hat viele Wechselwirkungen mit anderen Medikamenten, die schwer vorauszusehen sind. Nach Organtransplantation und bei einer Autoimmunerkrankung mit einer Immunsuppressionstherapie ist die Immunstimulation durch Cimetidin gefährlich.

> ### Was empfiehlt Ihr Arzt?
> Zusammenfassend gibt es keine ausreichende Belege, um Cimetidin für Tumorpatienten zu empfehlen. Aufgrund der vielfältigen Wechselwirkungen sollte immer ein Arzt zu Rate gezogen werden.

Coenyzm Q10/Ubichinon

Substanz und Vorkommen
Coenzym Q10 (Ubichinon) wird im menschlichen Organismus synthetisiert. Es ist in fast allen Zellen nachweisbar, die Sauerstoff für die Energiegewinnung nutzen.

Wie wirkt die Substanz?
Coenzym Q10 hat eine Rolle als Antioxidans, aber auch als Teil des Energiestoffwechsels in der Atemkette der Zelle.

Die begleitende Therapie mit Coenzym Q10 wird insbesondere während einer Chemotherapie mit Anthracyclinen (Doxorubicin, Epirubicin) diskutiert, um den Herzmuskel vor einer Schädigung zu schützen. Eine Studie an Kindern konnte eine schützende Wirkung von Coenzym Q10 bestätigen, bei Erwachsenen fehlt dieser Nachweis. Es gibt erst vereinzelte Daten aus Tierexperimenten zum direkten Einfluss von Coenzym Q10 auf das Immunsystem. Laborexperimenten zufolge bilden Tumorzellen verstärkt Coenzym Q10, um sich vor dem Einfluss von Chemotherapiemitteln schützen. Die komplementäre Gabe von Coenzym Q10 erniedrigt im Tierexperiment den Effekt einer Strahlentherapie. Aus diesen Gründen sollte Coenzym Q10 nicht während einer Chemo- oder Strahlentherapie eingenommen werden.

> ### Was empfiehlt Ihr Arzt?
> Zusammenfassend kann Coenzym Q10 möglicherweise vor Herzmuskelschäden durch eine Chemotherapie schützen. Die Einnahme sollte mit dem Arzt besprochen werden, um eine Wirkungsminderung der aktiven Therapie zu vermeiden. Nach Beendigung der Chemotherapie bestehen keine Bedenken gegen die Einnahme. Die Wirksamkeit ist aber noch nicht bewiesen.

Cumarin

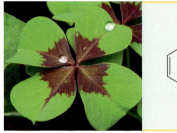 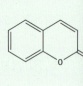

Substanz und Vorkommen
Cumarine kommen in verschiedenen Pflanzen und pflanzlichen Nahrungsmitteln vor, z. B. in Gräsern, Schmetterlingsblütlern, Steinklee, Waldmeister, Weichselkirsche, Datteln, der Tonkabohne und in der Zimtcassie. Cumarin ist für den typischen Heugeruch beim Trocknen von Gras verantwortlich.

Es gehört zu den Benzapyronen; in der Pflanze entstehen sie aus Zimtsäure und bilden außerdem die Grundstruktur der hochgiftigen Aflatoxine. Die Gruppe der Cumarine umfasst mehr als 33 unterschiedliche Substanzen.

Wie wirkt die Substanz?
In verschiedenen Labor- und Tierexperimenten verminderten Cumarine das Wachstum von Tumorzellen. Dabei wirkten sie auf unterschiedliche Schritte bei der Zellteilung ein und waren in der Lage, sie zu unterbrechen bzw. zum Absterben von Tumorzellen beizutragen. Klinische Studien wurden leider nur mit kleinen Patientengruppen durchgeführt, insgesamt ist eine Aussagen über die Wirksamkeit des Cumarins noch nicht möglich.

Cumarin kann die Leber schädigen. Erhebliche Nebenwirkungen können auch durch Störungen der Blutgerinnung auftreten.

Was empfiehlt Ihr Arzt?
Der Einsatz von Cumarin bei Tumorpatienten ist nicht zu empfehlen.

Curcumin

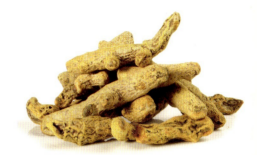

Substanz und Vorkommen

Curcumin ist ein sekundärer Pflanzenstoff aus der Kurkuma-Pflanze (*Curcuma longa*). Die Kurkuma ist eine aus Südasien stammende Pflanzenart aus der Familie der Ingwergewächse.

Die Wurzel der Kurkuma enthält bis zu 5 % ätherische Öle und bis zu 3 % des für die gelbe Färbung verantwortlichen Curcumins. Ihm werden verschiedene antikanzerogene Wirkungen zugeschrieben.

Wie wirkt die Substanz?

Curcumin wirkt antientzündlich durch antioxidative Eigenschaften und Hemmung von Enzymen, die Prostaglandine bilden. Curcumin soll die Entstehung und das Wachstum von bösartigen Tumoren hemmen. In Tierversuchen schützte über die Nahrung zugeführtes Curcumin vor der Entwicklung von Tumoren bzw. verlangsamte deren Fortschreiten. In Laborexperimenten vermindert Curcumin das Wachstum von bösartigen Zellen und unterstützte deren Absterben.

Ein weiterer positiver Mechanismus von Curcumin ist die Hemmung der Resistenz von Tumorzellen gegen die Wirkung verschiedener Chemotherapiemittel. Einige Tierstudien zeigen jedoch auch, dass das Ansprechen der Tumoren auf Chemotherapiemittel durch Curcumin verringert werden kann. Erste Untersuchungen bei Tumorpatienten zur Therapie mit Curcumin, die wissenschaftlichen Anforderungen entsprechen, wurden begonnen.

Curcumin und der Wirkstoff des Grünen Tees (EGCG) heben sich möglicherweise in ihrer Wirkung gegenseitig auf.

Curcumin

Was empfiehlt Ihr Arzt?
Curcumin ist ein interessanter sekundärer Pflanzenstoff in der Vorbeugung von Tumorerkrankungen. Ob er auch Bedeutung bei der Therapie hat, ist noch unklar. Deshalb Curcumin sollte derzeit während einer Chemo- und Strahlentherapie nicht eingenommen werden.

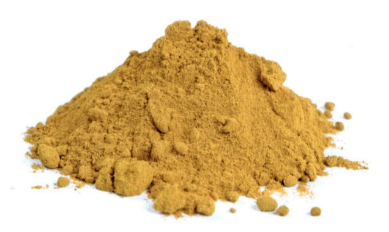

Ellagsäure

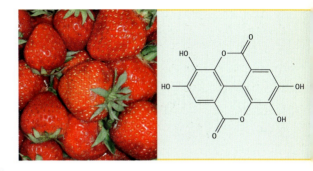

Substanz und Vorkommen

Ellagsäure kommt in bestimmten Nüssen und Früchten vor, besonders reichhaltig in Brombeeren, Himbeeren, Erdbeeren, Cranberries, Granatäpfeln und Walnüssen, aber auch in Pekanüssen. Die durchschnittliche tägliche Zufuhr mit der Nahrung beträgt 6 mg pro Person.

Ellagsäure ist eine aus zwei Gallensäurenmolekülen bestehende Phenylsäure.

Wie wirkt die Substanz?

Ellagsäure wirkt als Antioxidans, sie hemmt nicht nur die Entstehung von Tumorzellen, sondern auch deren Wachstum und unterstützt ihr Absterben. Bisher liegt nur eine einzelne Untersuchung an Tumorpatienten vor: Patienten mit Prostatakarzinom erhielten eine Chemotherapie, ein Teil der Patienten gleichzeitig Ellagsäure, was aber nicht zu einem längeren Überleben führte. Trotz positiver Labor- und Tierexperimente fehlt also bisher der Wirkungsbeweis für den Menschen.

> ### Was empfiehlt Ihr Arzt?
> Ellagsäure ist als sekundärer Pflanzenstoff ein gesunder Bestandteil der Ernährung. Eine zusätzliche Einnahme in Medikamentenform ist nicht sinnvoll.

Emodin

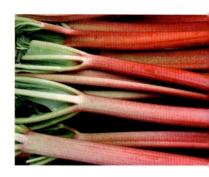

Substanz und Vorkommen
Emodine kommen in verschiedenen Pflanzen und Pflanzenteilen vor, unter anderem in Rhabarber, Faulbaumrinde und Sennesblatt. Sie gehören zu den Anthracenen und entstehen in der Pflanze aus reduzierten Vorstufen, den Emodinanthronen.

Wie wirkt die Substanz?
In Laborexperimenten hemmte Emodin das Wachstum von Tumorzellen durch die Beeinflussung verschiedener Stoffwechselwege und förderte gleichzeitig das Absterben von Tumorzellen. In weiteren Laborexperimenten verstärkte Emodin die Wirkung verschiedener Chemotherapiemittel, wie z. B. 5-Fluorouracil, Doxorubicin, Cisplatin, Paclitaxel und Imatinib.

Emodin wurde bisher nur in einem einzigen Tierexperiment wissenschaftlich überprüft und konnte das Wachstum von Brustkrebs vermindern. Untersuchungen bei Patienten mit Tumorerkrankungen liegen noch nicht vor.

Was empfiehlt Ihr Arzt?
Da uns sichere Ergebnisse zur Wirksamkeit von Emodin fehlen, kann die medikamentöse Einnahme für Tumorpatienten bisher nicht empfohlen werden.

Enzyme

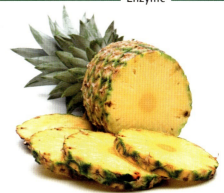

Substanz und Vorkommen
Bei der Enzymtherapie unterscheiden wir Enzyme pflanzlicher und tierischer Herkunft. Zu den Enzymen gehören Trypsin, Chymotrypsin, Bromelain und Papain.

Wie wirkt die Substanz?
Die lange geäußerte Vermutung, dass die Resorption dieser relativ großen Moleküle im Magen-Darm-Trakt unmöglich ist, konnte in verschiedenen Studien widerlegt werden. Nüchtern eingenommen erscheinen die Moleküle im Blut.

Bromelain ist ein Gemisch aus acht Eiweiß spaltenden aktiven Komponenten aus der Ananas. Enzyme, insbesondere Bromelain, haben antientzündliche und abschwellende Wirkungen. Deshalb werden sie auch in der Therapie von Sportverletzungen eingesetzt. Bromelain und Papain führen zu einer verstärkten Bildung von Botenstoffen des Immunsystems, den Interleukinen und Interferonen. Bromelain beeinflusst auch die Fähigkeit bestimmter Immunzellen, sich an Zelloberflächen anzuheften. Ob hierdurch die Aktivität des Immunsystems gegen eine Krebserkrankung erhöht werden kann, wurde noch nicht untersucht. Im Tierversuch verminderte Bromelain die Metastasierung (Bildung von Tochtergeschwülsten) von Tumoren.

Es gibt noch keine wissenschaftlich guten Studien zur Auswirkung einer Enzymtherapie auf den Verlauf der Krebserkrankung. In einer ersten Untersuchung an Patienten mit fortgeschrittenen Plasmozytomen, einer bösartigen Knochenmarkerkrankung, wurde durch die gleichzeitige Einnahme von Enzymen während einer Chemotherapie ein verlängertes Überleben erreicht.

Enzyme sind wahrscheinlich in der Lage, selektiv Nebenwirkungen abzuschwächen ohne die Wirksamkeit der Chemotherapie oder Strahlentherapie zu beeinträchtigen. Außerdem scheinen sie das Ausmaß der Gewebezerstörung

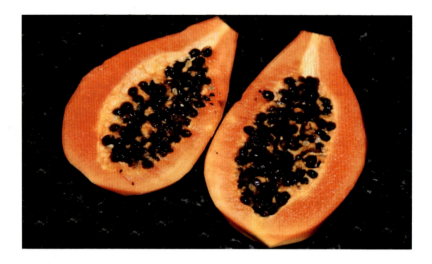

durch Chemotherapiemittel zu vermindern. Auch in der Therapie des Lymphödems können Enzyme unterstützend eingesetzt werden. Die Verträglichkeit von Enzymen ist in der Regel gut.

Bekannte Neben- und Wechselwirkungen: Die Resorption anderer Medikamente kann verändert werden. Bei Medikamenten, die die Blutgerinnung beeinflussen, kann eine verstärkte Blutungsneigung eintreten. Enzyme sollten daher während einer Therapie mit Gerinnungshemmern (Marcumar®, ASS) nicht eingenommen werden.

Was empfiehlt Ihr Arzt?

Zusammenfassend gehören Enzyme, v. a. pflanzliche Enzyme wie das Bromelain, zu den interessanten Substanzen für eine komplementäre Therapie. Bis weitere Studienergebnisse vorliegen, kann die Enzymtherapie begleitend zur Chemo- und Strahlentherapie empfohlen werden. Eine Wirkungsabschwächung der Tumortherapie muss nicht befürchtet werden. Auch bei Entzündungen nach Bestrahlung und bei einem Lymphödem kann eine Therapie erfolgen.

Eugenol

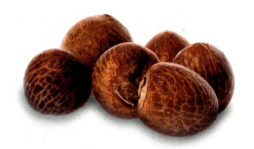

Substanz und Vorkommen
Eugenol ist eine chemische Substanz, die in verschiedenen Gewürzpflanzen wie der Gewürznelke und der Betelnuss vorkommt. Es ist chemisch dem Curcumin verwandt und kommt in zahlreichen Abwandlungen wie Isoeugenol, Biseugenol etc. vor.

Wie wirkt die Substanz?
Eugenol zeigte im Laborexperiment Eigenschaften, die die Entstehung von Tumoren fördern wie auch verhindern. In einzelnen Tierversuchen wurden das Wachstum und die Metastasierung von Tumoren unter Eugenol vermindert, in anderen Experimenten wurde das Tumorwachstum verstärkt.

> ### Was empfiehlt Ihr Arzt?
> Es müssen dringend weitere Untersuchungen erfolgen, bevor Eugenol für Tumorpatienten als unbedenklich oder gar positiv eingestuft werden kann. Alle bisherigen Untersuchungen weisen darauf hin, dass die Aufnahme von Eugenol mit der normalen Ernährung aufgrund der sehr niedrigen Konzentrationen ungefährlich ist.

Faktor AF 2

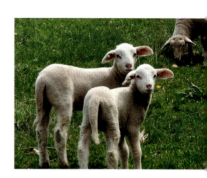

Substanz und Vorkommen
Der Faktor AF 2 kommt in Leber und Milz neugeborener Lämmer vor. Er ist eine Mischung aus kleinen Eiweißmolekülen.

Wie wirkt die Substanz?
Im Rahmen einer komplementären Therapie wird AF 2 als unterstützendes Therapeutikum zur Abschwächung von Nebenwirkungen und zur Unterstützung des Immunsystems eingesetzt.

In Laborexperimenten führte Faktor AF 2 zu einer Aktivierung bestimmter Immunzellen. In zwei Untersuchungen an Tumorpatienten verringerte die Substanz das Absinken der weißen Blutkörperchen während der Chemotherapie. Es wurde bisher nicht untersucht, ob sich hieraus ein Behandlungsvorteil ergibt, ob Patienten hinsichtlich Lebensqualität oder Infektionsrate von der Immunstimulation profitieren oder ob der Krankheitsverlauf positiv beeinflusst wird. Allergische Reaktionen auf Faktor AF 2 sind möglich, deshalb sollten Patienten mit allergischen oder Autoimmunerkrankungen grundsätzlich kein immunstimulierendes Medikament therapeutisch einsetzen. Gleiches gilt für Patienten mit Tumorerkrankungen der weißen Blutkörperchen (Leukämien) oder Lymphomen.

Was empfiehlt Ihr Arzt?
Zusammenfassend gibt es für den Einsatz von Faktor AF 2 derzeit keine sichere Begründung.

Ferulasäure

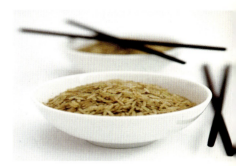

Substanz und Vorkommen

Ferulasäure und Kaffeesäure sind die häufigsten sekundären Pflanzenstoffe in pflanzlicher Nahrung. Sie kommen insbesondere in grünen Blättern vor und in der Fruchtschale. Ferulasäure ist unter anderem auch in braunem Reis vorhanden. Es handelt sich um eine Hydroxyzimtsäure, die zu den Phenolsäuren gehört.

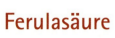

Wie wirkt die Substanz?

Phenolsäuren schützen als Antioxidanzien das Gewebe vor Sauerstoffmolekülen. Ferulasäure schützte in Labor- und Tierexperimenten vor der Entwicklung von Tumoren. Ob sie auch zur Behandlung von bereits bestehenden Tumoren geeignet ist, wurde noch nicht erforscht. In einem Laborexperiment förderte Ferulasäure das Wachstum von Rezeptor-positiven Brustkrebszellen und verstärkte die Ausbildung des Wachstumsfaktors Her-2-neu.

Ferulasäure

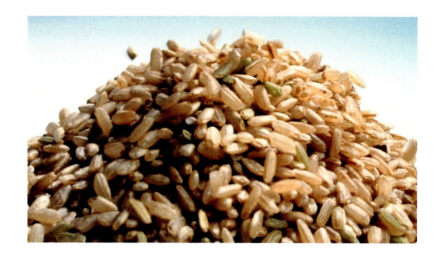

Was empfiehlt Ihr Arzt?
Ferulasäure stellt einen gesunden Bestandteil der Ernährung dar. Es ist aber nach bisherigen Forschungsergebnissen nicht sinnvoll, sie hochdosiert in Medikamentenform einzunehmen. Für Patientinnen mit Brustkrebs sind Nahrungsergänzungsmittel mit Ferulasäure auf keinen Fall geeignet.

Flor Essence®/Essiac®

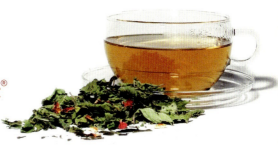

Substanz und Vorkommen

Flor Essence® und Essiac® sind Kräuterteemischungen. Essiac® besteht aus vier Pflanzen bzw. Pflanzenbestandteilen: Klettenwurzel (*Arcticum lappa*), Kleiner Sauerampfer (*Rumex acetosella*), Ulmenrinde (*Ulmus rubra*) und Braunalge (*Laminaxia digitata*). Flor Essence® beinhaltet diese Bestandteile ebenfalls und vier weitere Pflanzen: Brunnenkresse (*Nastertium officinale*), Benediktenkraut (*Cnicus benedictus*), Rotkleeblüten (*Trifolium pratense*) und Rhabarberwurzel (*Rheum palmatum*).

Wie wirkt die Substanz?

Die Klettenwurzel enthält antientzündliche Substanzen, Kleiner Sauerampfer Anthraquinone und Oxalate, die Ulmenrinde hauptsächlich Schleimstoffe. Die Braunalge liefert Mineralien, u. a. Jod. Brunnenkresse hat aufgrund der Senföle und Bitterstoffe einen scharfen, bitteren Geschmack. Sie gilt als appetitanregend und harntreibend. Benediktenkraut fördert die Bildung von Speichel und Magensaft. Rotklee enthält Phytoöstrogene und Rhabarberwurzel Anthrachinone und verwandte Substanzen mit einer abführenden Wirkung.

Essiac® bzw. Flor Essence® haben antioxidative und damit entzündungshemmende, aber auch entzündungsfördernde Wirkungen. Die direkte Einwirkung beider Kräutermischungen wurde an unterschiedlichen Tumorzellen getestet. Hier zeigten sich wachstumshemmende und die Differenzierung fördernde Eigenschaften nur bei sehr hohen Konzentrationen, die durch das Trinken von Tee nicht zu erreichen sind. In einem Labor- und einem Tierversuch kam es zu einem verstärkten Wachstum hormonsensibler Brustkrebszellen. Klinische Studien an Patienten mit Tumorerkrankungen liegen nicht vor.

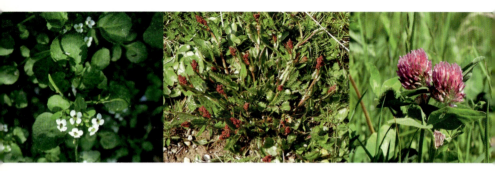

Bei Konsum größerer Mengen von Anthrachinonen kann es zu Durchfall, durch die Oxalate zur Nieren- und Leberschädigung kommen. Vereinzelt wurden Verunreinigungen mit giftigen Belladonna-Alkaloiden nachgewiesen.

Was empfiehlt Ihr Arzt?
Zusammenfassend gibt es bis heute keine Belege dafür, dass diese beiden Teemischungen für Patienten mit einer Tumorerkrankung hilfreich sind. Da der Tee das Wachstum von Brustkrebs fördern kann, sollten Frauen den Tee nicht trinken.

Folsäure

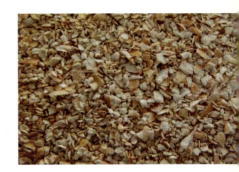

Substanz und Vorkommen

Folsäure kommt in zahlreichen pflanzlichen Nahrungsmitteln vor – besonders gute Folsäurelieferanten sind vor allem Weizenkeime und Weizenkleie – und ist in der gesunden Ernährung in ausreichender Menge für die Ernährung des erwachsenen Menschen enthalten. Folsäure ist eine vitaminähnliche Substanz.

Wie wirkt die Substanz?

Folsäure ist für die Teilung der Zellen wichtig. In mehreren Untersuchungen wurde der Frage nachgegangen, ob die Gabe von Folsäure vor der Entwicklung von Dickdarmtumoren schützt. Hierzu liegen noch keine eindeutigen Daten vor, jedoch waren die meisten Ergebnisse positiv. In einer Untersuchung führte eine Folsäuretherapie in Kombination mit einer Chemotherapie zu einem erhöhten Risiko für niedrige Leukozytenzahlen. Folsäure könnte auch die Teilung von Tumorzellen fördern – über diese Zusammenhänge wissen wir aber noch zu wenig.

Folsäure

Was empfiehlt Ihr Arzt?

Die Versorgung mit Folsäure kann bei Tumorpatienten v. a. infolge einer ungenügenden Ernährung kritisch vermindert sein. Folsäure sollte trotzdem nicht ohne Nachweis eines Folsäuremangels (der mit einer Blutuntersuchung erfolgen kann) eingenommen werden, da auch negative Auswirkungen möglich sind. Bei nachgewiesenem Mangel muss Folsäure gezielt verordnet werden.

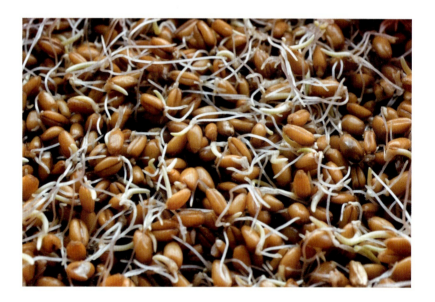

Galactose

Substanz und Vorkommen
Galactose ist ein Einfachzucker, der unter anderem in der Muttermilch vorkommt. Galactose finden wir auch in Verbindung mit anderen Einfachzuckern in Polysacchariden (Kohlenhydraten). Sie wird im Stoffwechsel des Körpers zur Energiegewinnung genutzt.

Wie wirkt die Substanz?
Tumorzellen, die mit dem Blutstrom durch den Körper schwimmen, müssen sich an der Blutgefäßwand anheften und in das Gewebe einwandern. Mögliche Anheftungsstellen sind die so genannten Lektinbindungsstellen. Deren gehäuftes Vorkommen in der Leber könnte eine Erklärung dafür sein, dass Metastasen oft in diesem Organ auftreten. Diese Bindungsstellen können durch Galactose blockiert werden. In Tierexperimenten reduzierte die Gabe von Galactose die Anzahl von Lebermetastasen.

Bisher wurden drei Studien über eine Infusion von Galactose während und nach Tumoroperationen veröffentlicht, davon zeigten zwei, dass dadurch bei Dickdarmkrebs eine leichte Reduktion von Lebermetastasen erreicht wurde.

> ### Was empfiehlt Ihr Arzt?
> Sichere Aussagen über die Wirksamkeit dieser Therapie sind noch nicht möglich, weshalb sie nicht routinemäßig eingesetzt wird. Sie scheint jedoch ungefährlich und frei von Nebenwirkungen zu sein.

Galavit®

Substanz und Vorkommen
Galavit® ist eine Substanz, die in der früheren UdSSR zum Schutz von Soldaten und Kosmonauten gegen radioaktive Strahlung entwickelt wurde. Galavit® ist ein Derivat des Phthalazins (Amino-Tetrahydrophthalazin).

Wie wirkt die Substanz?
Laborexperimente zeigten, dass die Substanz Einfluss auf das Immunsystem hat. Sie führt zu einer Stimulation von Immunzellen, die an der Tumorabwehr beteiligt sind. Es gibt lediglich eine Veröffentlichung zum klinischen Einsatz zusätzlich zu einer Chemotherapie bei Tumorpatienten: Es kam zu weniger schädigenden Einflüssen der Chemotherapie auf das Blutbild, aber es liegen keine Aussagen über den Einfluss von Galavit® auf den Verlauf der Erkrankung vor. Eine Abschwächung der Wirkung der Chemotherapie ist nicht sicher auszuschließen. Es gibt bislang keine Daten über Wechselwirkungen mit anderen Medikamenten und Behandlungen.

Eine Gruppe von fünf Geschäftemachern, die Galavit® an Krebskranke verkauft bzw. verabreicht hatte, wurde im Jahr 2008 verurteilt, da sie schwerstkranken Patienten falsche Hoffnungen gemacht hatte.

Was empfiehlt Ihr Arzt?
Der Einsatz dieses Medikaments bei Tumorpatienten ist abzulehnen.

Geraniol

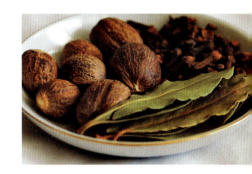

Substanz und Vorkommen
Geraniol zählt zu den sekundären Pflanzenstoffen. Es ist ein Bestandteil pflanzlicher, ätherischer Öle und kommt unter anderem in Lorbeer vor, in Muskat, Koriander und Pomeranze, Ylang-Ylang sowie in der Rose und dem Rosenholz.

Wie wirkt die Substanz?
In mehreren Laborexperimenten konnte gezeigt werden, dass Geraniol und verwandte Substanzen das Wachstum von Tumorzellen verhindern können. Auch im Tierexperiment werden erste positive Ergebnisse beschrieben. Vor dem gezielten Einsatz müssen jedoch noch weitere Informationen über Wirkmechanismen und evtl. Nebenwirkungen bereitstehen.

> ### Was empfiehlt Ihr Arzt?
> Geraniol ist als wertvoller Bestandteil der Ernährung, jedoch nicht als Medikament gegen Tumorerkrankungen zu bewerten.

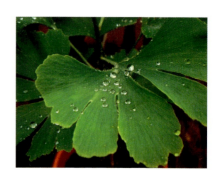

Ginkgo
(Ginkgo biloba)

Substanz und Vorkommen
Der Ginkgo-Baum ist ursprünglich in Japan beheimatet. *Ginkgo biloba* ist der einzige noch lebende Vertreter dieser alten Pflanzenart und fällt durch zweispaltige Blätter auf.

Die wichtigsten Inhaltsstoffe der Ginkgoblätter sind Flavonoide und Terpenlactone. Zu den Hauptwirkstoffen gehören Quercetin, Luteloin sowie Ginkgetin und Bilobetin. Auch Sitosterin und Anthocyan wurden in den Blättern nachgewiesen.

Wie wirkt die Substanz?
Ginkgoextrakt wirkt gefäßerweiternd und durchblutungssteigernd. Die Flavonglycoside haben Radikalfänger-Eigenschaften.

Pflanzenextrakte aus Ginkgo werden traditionell in der Naturheilkunde eingesetzt, um körpereigene Kräfte in besonders belastenden Situationen zu unterstützen. Speziell zur Behandlung von Durchblutungsstörungen des Gehirns und leichten Hirnleistungsstörungen wird Ginkgoextrakt empfohlen. Ob dies auch für Gedächtnis- und Konzentrationsstörungen nach einer Chemotherapie gilt, wurde noch nicht untersucht.

In verschiedenen Laborexperimenten konnte Ginkgo das Wachstum von Tumorzellen vermindern und ein Absterben von Tumorzellen herbeiführen. Wenige kleine Studien berichten von einer Tumorrückbildung durch Ginkgopräparate. Da einige dieser Patienten mit einer Kombination aus Ginkgo, Operation, Strahlentherapie und/oder Chemotherapie behandelt wurden, kann die Wirksamkeit des Ginkgoextraktes für sich allein nicht beurteilt werden. In der einzigen Untersuchung, die einen Rückschluss auf die Wirksamkeit des Ginkgopräparates zulässt, wurde kein positiver Effekt nachgewiesen.

Als seltene Nebenwirkungen von Ginkgo wurden Magen-Darm-Beschwerden, Durchfall, Übelkeit, allergische Reaktionen, Juckreiz und Kopfschmerzen beschrieben.

Ginkgo hat antioxidative Eigenschaften und kann möglicherweise die Wirkung von oxidativ wirkenden Chemotherapeutika an Tumorzellen vermindern. Dies wurde noch nicht weiter untersucht. Ginkgo weist auch mit verschiedenen anderen Medikamenten Wechselwirkungen auf. Im Einzelnen kann die Wirkung von Antidepressiva und gerinnungshemmenden Medikamenten verstärkt werden. Darüber hinaus kann Ginkgo die Insulinsekretion und die Wirkung von Bluthochdruckmitteln beeinflussen.

Was empfiehlt Ihr Arzt?
Zusammenfassend gehört Ginkgo zu den allgemein stärkenden und die Hirnleistung fördernden, positiv zu bewertenden pflanzlichen Medikamenten. Eine direkte Wirkung gegen Tumoren ist bisher nicht eindeutig bewiesen. Die Einnahme sollte wegen möglicher Wechselwirkungen mit dem behandelnden Arzt abgesprochen werden.

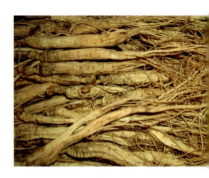

Ginseng
(Panax ginseng)

Substanz und Vorkommen

Ginseng ist eine mehrjährige Staudenpflanze, die in den Bergwäldern Nordkoreas und der Mandschurei vorkommt. Der chinesische Name „Gin-seng" bedeutet Menschenwurzeln, da die Wurzeln menschenähnlich aussehen sollen. Heute wird Ginseng in großen Kulturen in Korea, Japan und China angebaut. Im Handel sind Weißer und Roter Ginseng. Weißer Ginseng wird aus frisch geernteten, gewaschenen Wurzeln durch Bleichen und Trocknung hergestellt. Roter Ginseng wird frisch mit Wasserdampf behandelt und danach getrocknet.

Ginseng enthält Kohlenhydrate und Aminosäuren. Die wichtigsten Inhaltsstoffe umfassen die so genannten Ginsenoside, ca. 25 unterschiedliche Substanzen, die den menschlichen Steroidhormonen ähneln.

Wie wirkt die Substanz?

Die getrockneten Wurzeln werden in der traditionellen asiatischen Medizin zur Behandlung unterschiedlicher Erkrankungen eingesetzt. Die meisten Studien zu Ginseng stammen aus dem asiatischen Raum. In Laborstudien aktivierte Ginseng die Immunzellen. Auch antientzündliche und antioxidative Effekte traten auf. In mehreren Tierexperimenten führte die regelmäßige Aufnahme von Ginsengextrakt mit der Nahrung zu einer verminderten Bildung von Tumoren.

Verschiedene Ginsengextrakte sind Laborexperimenten zufolge in der Lage, das Wachstum von Tumorzellen zu verhindern und zu einem Absterben von Tumorzellen zu führen. Auch Stoffwechselschritte, die für die Gefäßbildung in Tumoren und die Metastasierung von Tumorzellen wichtig sind, werden durch Ginsengextrakt im Labor- und Tierexperiment unterdrückt. Es unterstützt weiterhin die Wirkung bestimmter Chemotherapiemittel (Cisplatin, Paclitaxel, Mitomycin C) auf Tumorzellen. Auch die Wirksamkeit radioaktiver Strahlen auf Tumorzellen verbesserte sich in einem Experiment. Leider gibt es erst eine Studie an Patienten mit einer Tumorerkrankung, wo nach der Operation eines Magenkarzinoms eine verbesserte Überlebenszeit und eine schnellere Wiederherstellung der Immunität durch Ginsenggabe festgestellt wurde.

Ginsengextrakt sollte nicht unkritisch eingesetzt werden, da die verschiedenen Inhaltsstoffe auch Nebenwirkungen haben können. Hierzu gehören in höheren Dosierungen: erhöhte Herzfrequenz, Übelkeit, Kopfschmerzen, Schlafstörungen und Unruhe, Hautausschläge und allergische Reaktionen. Die gleichzeitige Einnahme von Ginsengpräparaten und Koffein kann zu Schlafstörungen und Nervosität führen.

Es kann es zu Wechselwirkungen mit verschiedenen Medikamenten kommen. So wurde eine Verstärkung der Blutungen bei gleichzeitiger Therapie mit Blutgerinnungshemmern wie Cumarinen (Marcumar®) oder ASS (Aspirin®) beschrieben. Bei gleichzeitiger Einnahme bestimmter Antidepressiva (MAO-Inhibitoren) können Kopfschmerzen, Tremor und manische Episoden auftreten. Die Wirkung von Antidiabetika, insbesondere Sulfonylharnstoffen und Insulin, kann verstärkt werden, sodass Unterzuckerungen auftreten. Der Serumspiegel des Herzmittels Digoxin kann ansteigen und zu gefährlichen Überdosierungen führen.

Ginseng besitzt eine Ähnlichkeit mit Östrogenen, deshalb ist die Einnahme durch Patientinnen mit Brustkrebs oder anderen hormonabhängigen Tumoren nicht empfehlenswert. In einem Laborexperiment wurde das Wachstum Hormonrezeptor-abhängiger Brustkrebszellen durch Ginseng deutlich gefördert.

Was empfiehlt Ihr Arzt?

Zusammenfassend ist Ginseng eine hochwirksame Pflanze, deren Bedeutung für Tumorpatienten weiter erforscht werden muss. Frauen mit Rezeptor-positivem Brustkrebs sollten keine Ginsengpräparate einnehmen. Wegen der möglichen Wechselwirkungen sollten Patienten vor der Einnahme ihren Arzt fragen.

Glucarat

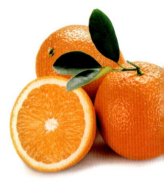

Substanz und Vorkommen
Glucarat ist ein Bestandteil verschiedener Pflanzen, insbesondere von Obst und Gemüse, wie z. B. Äpfeln, Grapefruit, Orangen, Brokkoli und andere Kreuzblütlern sowie von Bohnensprossen.

Wie wirkt die Substanz?
Glucarat hemmt das Enzym β-Glucoronidase in der Leber. Hierdurch kommt es zu einer schnelleren Ausscheidung von chemischen Substanzen und Hormonen, sodass diese weniger lange im Körper zur Tumorbildung beitragen können. Deshalb kann Glucarat auch die Spiegel von Medikamenten und Hormonpräparaten verändern.

In verschiedenen Tierexperimenten wurde die schützende Wirkung von Glucarat vor der Entstehung von Tumoren gezeigt, ebenso seine Unterstützung des Chemotherapiemittels 5-Fluorouracil. Ob dies auch für andere Chemotherapien gilt, ist bislang nicht untersucht worden.

> ### Was empfiehlt Ihr Arzt?
> Zusammenfassend stellt Glucarat in der Ernährung einen wertvollen Bestandteil dar. Einen Grund für eine zusätzliche Einnahme als Nahrungsergänzungsmittel gibt es derzeit nicht.

Glutamin

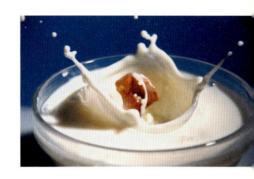

Substanz und Vorkommen
Glutamin ist eine essenzielle Aminosäure. Sie ist ein wesentlicher Nahrungsstoff für die Schleimhautzellen des Magen-Darm-Traktes. Glutamin kommt in Milchprodukten, Sojaprodukten und Fleisch vor. Im Körper hat Glutamin die Aufgabe, Aufbauprozesse zu unterstützen (anabole Wirkung).

Wie wirkt die Substanz?
Glutamin verbesserte die Wirkung von bestimmten Chemotherapeutika in mehreren Untersuchungen. Gleiches gilt auch für eine Bestrahlung bzw. kombinierte Radiochemotherapie. Glutamin scheint insbesondere vor einer Schleimhautentzündung im Rahmen einer Chemotherapie zu schützen. Dies gilt sowohl für die Schleimhaut im Mundbereich als auch im Bereich des Enddarms. Leider sind die meisten Untersuchungen nur an sehr kleinen Patientengruppen durchgeführt worden und die Ergebnisse nicht einheitlich, sodass weitere Untersuchungen erforderlich sind.

Die dringende Frage, ob eine Abschwächung von Nebenwirkungen auch mit einer Abschwächung der Wirkung einhergeht, kann noch nicht abschließend beantwortet werden.

Was empfiehlt Ihr Arzt?
Zusammenfassend gehört Glutamin zu den interessanten komplementären Substanzen. Bevor wir eine allgemeine Empfehlung aussprechen können, müssten allerdings weitere Studien die Wirkung bestätigen.

Glutathion

Substanz und Vorkommen

Glutathion ist eine Substanz, welche im Stoffwechsel aus der Aminosäure Glutamin und einer Schwefelverbindung synthetisiert wird. Durch die Gabe der als Hustenmittel bekannten Substanz N-Acetylcystein, welche die Schwefelverbindung enthält, kann die Bildung von Glutathion gefördert werden.

Wie wirkt die Substanz?

Bisherige Untersuchungen zum Einsatz von Glutathion bei Tumorpatienten zeigen eine Abschwächung von Nebenwirkungen. So konnte die nierenschädigende Wirkung sowie die Blutbildschädigung durch Cisplatin vermindert werden. Auch die Nervenschädigungen nehmen ab. Möglicherweise ist Glutathion auch in der Lage, die Nebenwirkungen einer Bestrahlung am Darmsystem zu vermindern.

Zwei Tatsachen machen allerdings deutlich, dass die Gabe von Glutathion bei Tumorpatienten negative Wirkungen haben kann:

- Glutathion stellt ein wirksames Antioxidans dar. Es inaktiviert Chemotherapiemittel wie Platinverbindungen (Cisplatin, Carboplatin und Oxaliplatin), Alkylanzien (z.B. Cyclophosphamid) und Anthracycline (Epirubicin, Doxorubicin), sodass sie erst gar nicht zur Wirkung in der Tumorzelle kommen können.
- Tumorzellen, die einen erhöhten Glutathiongehalt haben, sprechen schlecht auf verschiedene Chemotherapien an.

Wenige Untersuchungen belegen eine Verbesserung der Verträglichkeit einer Chemotherapie ohne Wirkungsverlust. Dies muss aber noch weiter überprüft werden.

Glutathion

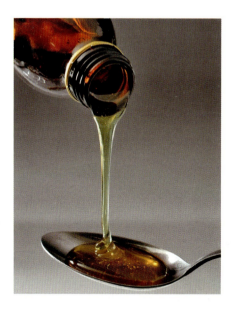

Seit Jahren in der Diskussion ist das Präparat Recancostat®, das Tumorpatienten immer wieder als besonders wirksame alternative Therapie angeboten wird. Recancostat® enthält Glutathion, Cystein und den sekundären Pflanzenstoff Anthocyanin. Die hohen Versprechungen dieses Präparates konnten bisher in keiner einzigen Untersuchung bestätigt werden. Tragischerweise verstarben in mehreren Fällen Patienten, die aufgrund der großen Versprechungen auf den Einsatz einer wirksamen Chemotherapie verzichteten.

Was empfiehlt Ihr Arzt?
Zusammenfassend stellt Glutathion eine sehr interessante Substanz dar, für die wir in weiteren Studien klären müssen, ob ihr Einsatz sinnvoll ist. Aufgrund möglicher abschwächender Wirkung auf die Chemotherapie muss derzeit von einem Einsatz während einer Chemo- oder Strahlentherapie abgeraten werden.

Granatapfel
(Punica granatum)

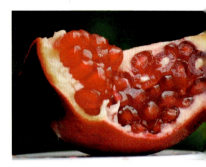

Substanz und Vorkommen
Der Granatapfel oder Grenadine ist eine Laubbaumart, deren rote Frucht als Obst gegessen wird. Die Heimat des Granatapfels liegt in West- bis Mittelasien; heute wird er unter anderem im Mittelmeerraum angebaut.

Granatäpfel sind reich an Antioxidanzien (Tannine und Flavonoide), außerdem sind die Phytoöstrogene Genistein und Coumestrol enthalten sowie Linolensäure, eine ungesättigte Fettsäure. Der Granatapfel ist die einzige Pflanze, die das Geschlechtshormon Östron enthält.

Wie wirkt die Substanz?
In verschiedenen Laborexperimenten konnten Extrakt und Öl des Granatapfels das Wachstum von Tumorzellen vermindern. Dies wurde auch in einem Tierversuch bestätigt. Eine erste Untersuchung an Patienten mit Prostatakarzinom zeigte bei fortgeschrittenen Tumoren einen verlangsamten Anstieg des Tumormarkers PSA.

Aufgrund des Phytoöstrogengehaltes ist der Einsatz von Granatapfelextrakten bei Patientinnen mit hormonsensitiven Tumoren nicht unproblematisch, da es zu einer Stimulation von Tumorzellen kommen könnte. Diese Vermutung wurde erst in einem Laborexperiment überprüft, das kein vermehrtes Wachstum von Tumoren zeigte. Trotzdem brauchen wir bei dieser wichtigen Frage erst weitere Untersuchungen, bevor wir die Einnahme von Extrakten als sicher einstufen können. Der gelegentliche Genuss eines Granatapfels ist sicherlich ungefährlich.

Was empfiehlt Ihr Arzt?

Zusammenfassend kann Granatapfel ein positiver Teil der gesunden Ernährung sein. Für die Einnahme eines Extraktes gibt es keine ausreichende Begründung. Bei Brustkrebs sind sogar negative Folgen nicht auszuschließen; aber Granatapfelextrakt könnte günstig für eine Therapie bei Prostatakarzinomen sein.

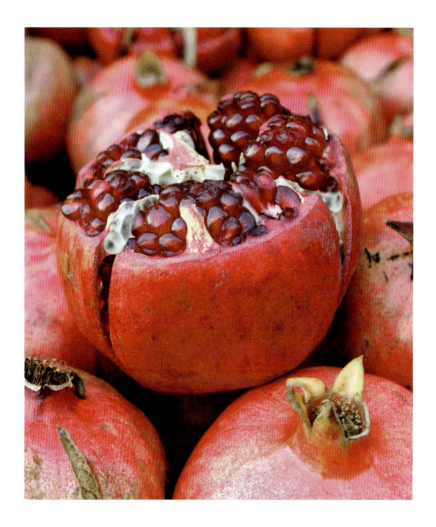

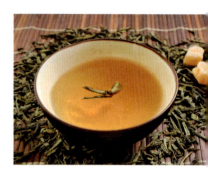

Grüner Tee
(Camellia sinensis)

Substanz und Vorkommen
Die Teepflanze wird seit mehreren tausend Jahren in China angebaut. Im 6. Jahrhundert v. Chr. wurde eine neue Variante der Verarbeitung von Tee hervorgebracht, die zu Grünem Tee führte. Im 8. Jahrhundert v. Chr. brachten buddhistische Mönche den Tee von China nach Japan.

Grüner Tee enthält viele sekundäre Pflanzenstoffe, unter anderem so genannte Polyphenole mit antioxidativen Eigenschaften. Die größte Gruppe der Polyphenole stellen die Catechine dar, zu denen Epigallocatechin-3-Gallat (EGCG) gehört.

Wie wirkt die Substanz?
Untersuchungen an asiatischen Bevölkerungsgruppen, die Grünen Tee in großen Mengen konsumieren, wurden mehrfach unternommen, um die vorbeugenden

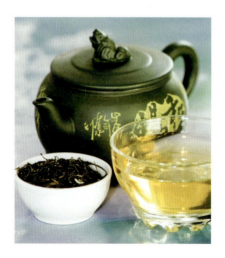

Eigenschaften von Grünem Tee nachzuweisen. Die Ergebnisse waren nicht eindeutig, jedoch überwiegend positiv.

Zahlreiche Labor- und Tierexperimente zeigten, dass der Substanz EGCG auch in der Tumorbehandlung eine Rolle zukommen kann. EGCG hemmt verschiedene Stoffwechselwege in Tumorzellen. Hierdurch kommt es zu einer geringeren Vermehrung der Tumorzellen und zu ihrem Absterben. Auch die Gefäßbildung in Tumoren und für die Metastasenbildung wichtige molekulare Schritte werden durch EGCG unterdrückt. Im Reagenzglas konnte gezeigt werden, dass EGCG die Wirkung einiger Chemotherapiemittel unterstützen kann, möglicherweise auch die einer Bestrahlung. EGCG bindet an den Östrogen-Rezeptor und führt zu seiner Aktivierung. Wir wissen noch nicht, ob dadurch eine Wachstumsstimulation von hormonsensiblen Tumorzellen z. B. bei Brustkrebs ausgelöst werden kann.

Patientinnen mit Brustkrebs dürfen nach bisherigen Untersuchungen Grünen Tee ohne Bedenken trinken. Eine Beobachtung bei mehr als 1 000 Patientinnen beschreibt eine Senkung der Rückfallrate in frühen Stadien. Im fortgeschrittenen Tumorstadium ergab sich weder ein positiver noch ein negativer Effekt. Zur Therapie von Tumorpatienten mit Grünem Tee wurde bisher nur eine Studie veröffentlicht: Patienten mit Prostatakarzinom erhielten einen Extrakt aus Grünem Tee. Der Tumormarker PSA nahm zwar kurzzeitig bei einigen Patienten ab, insgesamt zeigte sich jedoch keine Besserung. In der gegebenen hohen Dosierung kam es bei einem großen Teil der Patienten zu Nebenwirkungen, ähnlich einer Koffeinvergiftung (Übelkeit, Erbrechen, Schlaflosigkeit, Erschöpfung, Durchfall, Bauchschmerzen und Verwirrung).

Was empfiehlt Ihr Arzt?

Grundsätzlich ist das Trinken von Grünem Tee zur Prävention und auch nach einer Erkrankung sinnvoll. Dabei sollten möglichst Teesorten ohne Pestizidbelastung ausgewählt werden. Ob die Einnahme von hochdosiertem Extrakt in Tablettenform sinnvoll ist, kann noch nicht entschieden werden.

Haifischknorpelextrakt

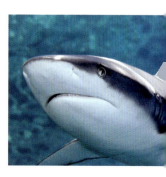

Substanz und Vorkommen
Haifischknorpel erregte die Aufmerksamkeit in der Antitumortherapie als deutlich wurde, dass in Knorpelgeweben aller Tierarten Tumorentwicklung bzw. Metastasierung sehr selten vorkommt. Haifische erkranken selten an Krebs. Daraus wurde gefolgert, dass Haifischknorpel eine besonders wirksame Substanz gegen Tumorbildung enthalten könnte.

Wie wirkt die Substanz?
Aus Laborexperimenten geht hervor, dass Haifischknorpelextrakt in der Lage sein könnte, die Metastasierung von Tumoren zu vermindern. Die Wirksamkeit von undefinierten Haifischknorpelextrakten wurde bisher bei Tumorpatienten noch nicht systematisch untersucht. Definierte Extrakte (Neovastat®) wurden durch Pharmafirmen entwickelt und mehreren klinischen Untersuchungen unterzogen. Trotz der großen Hoffnungen, die auch von der Schulmedizin in die Substanz gesetzt wurden, konnten bisher keine überzeugenden positiven Ergebnisse publiziert werden.

Als Nebenwirkungen wurden die Auslösung einer Leberentzündung, Geschmacksstörungen, Übelkeit, Erbrechen, Obstipation (Verstopfung), niedriger Blutdruck, Blutzuckererhöhung, Veränderungen der Salzwerte im Blut und Ödeme, Hautausschlag, abgeschwächte Muskelkraft, generalisierte Schwäche, Sensibilitätsverlust und eine veränderte Bewusstseinslage beschrieben.

Was empfiehlt Ihr Arzt?

Zusammenfassend haben die unter schulmedizinischen Kriterien entwickelten und untersuchten Haifischknorpelextrakte bisher in ihrer Wirkung enttäuscht. Für die übrigen Präparate liegen keine Untersuchungen an Tumorpatienten vor. Von der Einnahme dieser Präparate muss abgeraten werden.

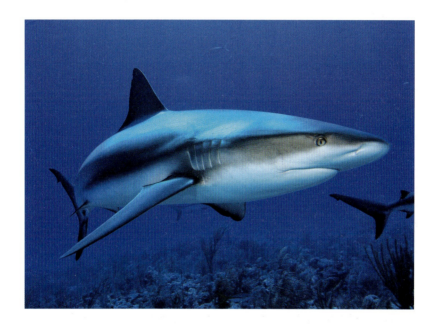

Honig

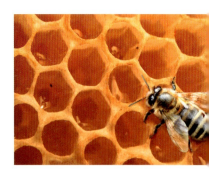

Substanz und Vorkommen

Honig ist ein von Honigbienen aus dem Nektar von Blüten oder Honigtau erzeugtes Lebensmittel. Im Speichel der Biene wird aus dem Enzym Glucoseoxidase Gluconsäure und Hydrogenperoxid. Gluconsäure ist ein Konservierungsmittel, während Hydrogenperoxid als Radikalbildner bakteriozid (bakterienabtötend) wirkt. Die Glucoseoxidase ist hitze- und lichtempfindlich, sodass Honig entsprechend aufbewahrt und nicht erhitzt werden sollte.

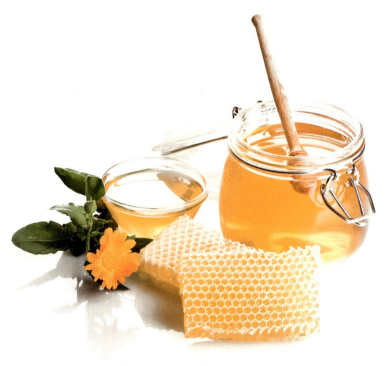

Wie wirkt die Substanz?

Honig hat in der Naturheilkunde eine lange Tradition als Wundheilungsmittel. In der Wundheilung fördert Honig durch ein feuchtes Milieu das Gewebewachstum, abgestorbenes Gewebe wird abgebaut. Unklar ist, aus welchen Gründen verschiedene Honigsorten unterschiedliche antibakterielle Wirkstärken haben. Eine besondere antibakterielle Wirkung hat der Honig aus Blüten des Manuca-Teestrauches aus Neuseeland, er ist sogar gegen antibiotikaresistente Bakterien effektiv.

Im Tierexperiment konnte gezeigt werden, dass durch die lokale Honigbehandlung von Stichkanälen das Anwachsen von absichtlich aufgebrachten Tumorzellen deutlich reduziert wird. Ob sich hieraus eine allgemeine Wirksamkeit gegen Tumoren ableitet, wurde noch nicht untersucht.

Für die Verwendung in der Tumortherapie sind insbesondere die Untersuchungen zum Schutz der Schleimhäute bei Bestrahlung interessant. Die Schleimhautentzündung kann durch mehrmaliges Lutschen eines Teelöffels Honig reduziert werden. Vermutlich lassen sich die Ergebnisse auf die Situation der Chemotherapie übertragen.

Was empfiehlt Ihr Arzt?
Patienten kann Honig zur Prophylaxe der Schleimhautentzündung im Mundbereich während der Chemo- oder Strahlentherapie empfohlen werden.

Honokiol
(Magnolia officinalis)

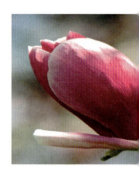

Substanz und Vorkommen
Magnolia officinalis ist in Ostasien beheimatet. Magnolien sind beliebte Zierbäume und -sträucher. Honokiol ist der Hauptinhaltsstoff des Extraktes von *Magnolia officinalis*. Extrakte aus der Magnolie werden in der traditionellen chinesischen Medizin bei verschiedenen Indikationen (Heilanwendungsgebieten), unter anderem auch bei Angstzuständen, eingesetzt.

Wie wirkt die Substanz?
Laborexperimente zeigen, dass Honokiol verschiedene Stoffwechselwege in der Tumorzelle beeinflusst, die zu einem verminderten Wachstum mit einem Absterben der Tumorzellen führen können. Außerdem werden die beiden neuen Medikamente Lapatinib und Rapamycin in der schulmedizinischen Behandlung von Tumorerkrankungen in ihrer Wirkung unterstützt.

Bisher wurde nur ein Tierexperiment veröffentlicht, das einen Hinweis auf ein verzögertes Tumorwachstum mit einer Überlebenszeitverlängerung für die Tiere zeigte. Untersuchungen am Menschen, insbesondere an Tumorpatienten liegen nicht vor.

> ### Was empfiehlt Ihr Arzt?
> Zusammenfassend könnte Honokiol in der modernen Onkologie eine hochinteressante Substanz darstellen, muss aber unbedingt vor dem Einsatz beim Patienten weiter untersucht werden, auch um auszuschließen, dass Nebenwirkungen auftreten.

Hydrazinsulfat

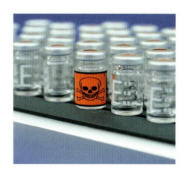

Substanz und Vorkommen
Hydrazinsulfat ist eine Substanz, die in der komplementären Onkologie vor allen Dingen in den 70er und zu Beginn der 80er Jahre propagiert wurde. In der Chemie gilt die Substanz als giftig und krebserzeugend.

Wie wirkt die Substanz?
Hydrazinsulfat soll bei Tumorpatienten angeblich zwei Wirkungen haben: eine direkt gegen den Tumor gerichtete Wirksamkeit und eine Förderung der Gewichtszunahme durch Hemmung der Gluconeogenese (Stoffwechselvorgang, der zur Neubildung von Glucose führt).

Einzelbeobachtungen aus osteuropäischen Ländern berichten von seiner positiven Wirkung, aber zwei italienische Arbeitsgruppen und eine große, internationale, wissenschaftlich durchgeführte Studie konnten dies nicht belegen, sondern berichteten sogar von einem negativen Verlauf der Erkrankung unter Hydrazinsulfat. Auch die vermutete Wirksamkeit gegen einen Gewichtsverlust bei Tumorpatienten konnte nicht bestätigt werden.

Im Tierexperiment förderte Hydrazinsulfat die Entstehung von Krebszellen.

Was empfiehlt Ihr Arzt?
Zusammenfassend ist vor einer Therapie mit Hydrazinsulfat ausdrücklich zu warnen!

Indol-3-Carbinol

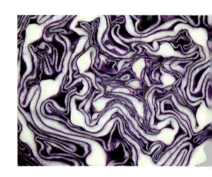

Substanz und Vorkommen

Indol-3-Carbinol ist ein sekundärer Pflanzenstoff aus der Familie der Glucosinolate, der in Kreuzblütlern vorkommt. Die Substanz entsteht beim Abbau von Glucobrassicin aus Kohlsorten nach dem Zerkleinern der Pflanzenblätter.

Wie wirkt die Substanz?

Dem vermehrten Verzehr von Kohlgemüsen wird seit längerem eine gesundheitsfördernde und vor Tumorentstehung schützende Wirkung zugeschrieben. Die Forschungen in den letzten Jahren haben gezeigt, dass dadurch Enzyme aktiviert werden, die krebserzeugende Substanzen abbauen. Außerdem wird Östradiol zum schwächeren Catechol-Östrogen abgebaut. Dies könnte die Entstehung von östrogenabhängigen Tumoren günstig beeinflussen.

Indol-3-Carbinol beeinflusst auf verschiedenen Stoffwechselwegen Tumorzellen. Es wirkt regulierend auf den Zellzyklus und führt zu einem Absterben von Tumorzellen. Außerdem macht es ein Protein in Tumorzellen unwirksam, das für eine Resistenz gegen die Chemotherapie verantwortlich sein kann.

Indol-3-Carbinol schützt gesunde Zellen vor der Schädigung durch Chemotherapiemittel. Gezielte Tierexperimente oder eine Untersuchung an Patienten mit Tumorerkrankungen wurden bisher nicht durchgeführt. Unklar ist, welche

Bedeutung die Beobachtung hat, dass Indol-3-Carbinol die Aktivität der beiden mit vererbtem Brustkrebs verbundenen Gene BRCA1 und 2 aktiviert. In höheren Dosierungen als Nahrungsergänzungsmittel könnte Indol-3-Carbinol die Aktivität von Medikamenten beeinflussen.

Was empfiehlt Ihr Arzt?

Zusammenfassend stellt Indol-3-Carbinol einen interessanten sekundären Pflanzenstoff dar, zu dem wir mehr Ergebnisse in Studien brauchen. Bis dahin sollte er über die gesunde Ernährung mit Kohl als Gemüse aufgenommen werden, nicht jedoch in Form von zusätzlichen Nahrungsergänzungsmitteln. Frauen mit familiärem Brust- und Eierstockkrebs sollten Indol-3-Carbinol nicht mit zusätzlichen Nahrungsergänzungsmittel zu sich nehmen. Kohl- und andere Gemüsesorten können im Rahmen der gesunden Ernährung ohne Bedenken verzehrt werden.

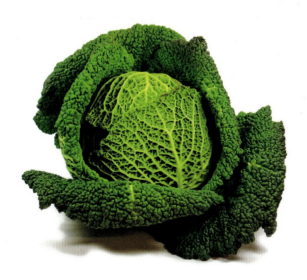

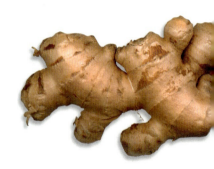

Ingwer
(Zingiber officinale)

Substanz und Vorkommen

Ingwer ist die ungeschälte oder geschälte Wurzel von *Zingiber officinale*, einer Pflanze, die in tropischen Gebieten wie Jamaika, Südchina, Indien und Westafrika vorkommt. In Asien wird Ingwer auch kultiviert. Die Ingwerwurzel enthält organische Säuren, Fette und Zucker sowie Schleimstoffe. Wertbestimmend sind das ätherische Öl sowie fettlösliche Scharfstoffe (z. B. Gingerole, Shogaloe sowie Zingeron = Vanillylaceton). Weitere Inhaltsstoffe sind Zerumbon und β-Elemene.

Wie wirkt die Substanz?

Ingwer wird als Gewürz verwendet und traditionell in der indischen Küche, aber auch in der ayurvedischen Medizin eingesetzt. Im Magen ruft es Brennen und ein Wärmegefühl hervor und regt reflektorisch die Sekretion von Verdauungssäften an, insbesondere aber auch von Speichelsekret.

Im Tierversuch zeigte Ingwerextrakt eine schützende Wirkung vor der Entstehung von Tumoren. Verschiedene Inhaltsstoffe der Ingwerwurzel können unterschiedliche Stoffwechselwege von Tumorzellen hemmen und somit zu einer Wachstumshemmung und einem Absterben von Tumorzellen führen und auch die Gefäßneubildung in Tumoren vermindern. Ob dies auch bei Patienten mit Tumorerkrankungen möglich ist, wurde bisher nicht untersucht.

In der traditionellen ayurvedischen Medizin wird Ingwer bei Übelkeit verwendet. In einer Studie wurde belegt, dass er auch bei durch Chemotherapie ausgelöstem Erbrechen positiv wirkt.

Ingwer hat Wechselwirkungen mit blutgerinnungshemmenden Medikamenten (Antikoagulanzien und Aggregationshemmer: erhöhte Blutungsgefahr), magensäurehemmenden Mitteln (Protonenpumpen-Blocker und H_2-Blocker: Wirkung wird vermindert), blutdrucksenkenden Mitteln (erhöhter Blutdruckabfall) sowie mit blutzuckersenkenden Tabletten und Insulin (Gefahr der Unterzuckerung). Ingwer kann die Wirkung von Medikamenten mit zentral beruhigender Wirkung verstärken.

Als Nebenwirkungen wurden pektanginöse Beschwerden (brust- und herzbeklemmende Symptome wie sie auch bei Angina pectoris auftreten), Blähungen und Übelkeit beschrieben. Laborexperimente zeigen eine das Erbgut verändernde Wirkung, die aber bisher beim Menschen nicht beobachtet wurde.

Was empfiehlt Ihr Arzt?
Zusammenfassend kann Ingwerwasser eine gute Therapie bei leichter Übelkeit v. a. in der Phase nach dem Chemotherapiezyklus sein. Es ersetzt die modernen Mittel gegen Übelkeit aber nicht.

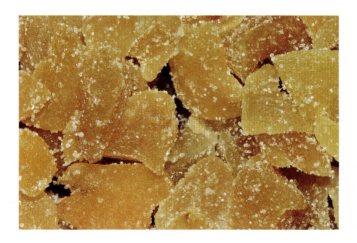

Inositol-Hexaphosphat

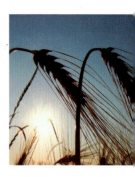

Substanz und Vorkommen

Inositol-Hexaphosphat ist in Bohnen, braunem Reis, Mais, Sesamsaat, Getreide, Nüssen, Ölsaaten und Sojabohnen, Vollkorn und anderen Pflanzen mit hohem Ballaststoffanteil enthalten. Inositol-Hexaphosphat (IP6/Phytinsäure) wird im Körper in andere Moleküle umgewandelt.

Wie wirkt die Substanz?

IP6 vermittelt in Zellen Signale von der Zelloberfläche in den Zellkern. Es ist außerdem am Stoffwechsel von Kalzium und anderen Mineralien beteiligt. Phytinsäure könnte als Antioxidans chemopräventive Wirkungen entfalten.

In verschiedenen Tierversuchen konnte eine Ernährung mit einem hohen Anteil an Phytinsäure vor der Entwicklungen von Krebs schützen. Bei bereits bestehenden Tumoren greift IP6 in den Zellzyklus und die Zellteilung ein. Darüber hinaus werden Stoffwechselwege aktiviert, die zum Absterben der Tumorzellen (sog. Apoptose) führen können. Weitere im Laborexperiment nachweisbare Eigenschaften von IP6 sind eine Unterdrückung der Gefäßneubildung in Tumoren

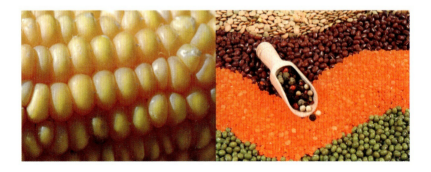

sowie eine Hemmung der Auswanderung von Tumorzellen aus dem Primärtumor und Einwanderung in andere Gewebe (Metastasierung). Untersuchungen bei Tumorpatienten liegen bisher nicht vor.

Ein hoher Gehalt von Phytinsäure in der Nahrung oder die medikamentöse Zufuhr hat möglicherweise eine negative Wirkung zur Folge, nämlich eine verminderte Resorption von Mineralien wie Zink und Eisen im Darm.

> ### Was empfiehlt Ihr Arzt?
> Zusammenfassend ist Phytinsäure eine interessante Substanz, für die jedoch weitere Untersuchungen erfolgen sollten, um sie gezielt einsetzen zu können. In der gesunden Ernährung ist Indol-Hexaphosphat sehr positiv zu bewerten, für seine zusätzliche Aufnahme als Nahrungsergänzungsmittel besteht derzeit kein Grund.

Isoflavone

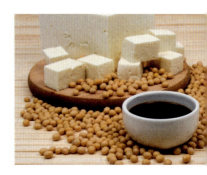

Substanz und Vorkommen

Isoflavone gehören zu den sekundären Pflanzenstoffen. In der Pflanze dienen sie zur Abwehr von Pathogenen. Der Isoflavongehalt von Sojaprodukten ist am höchsten in Sojabohnen und Sojamehl, etwas geringer in Tempeh, Misopaste und Sojabohnenkeimlingen und sehr gering in Sojamilch und Sojasoße.

Isoflavone sind organische Moleküle, Genistein und Daidzein sind Isoflavone der Sojabohne mit phytoöstrogener Wirkung. Sie kommen auch in anderen phytoöstrogenreichen Pflanzen vor.

Wie wirkt die Substanz?

Genistein und Daidzein haben als Phytoöstrogene stimulierende Wirkungen auf den Östrogen-Rezeptor und regen damit den Stoffwechsel und das Wachstum von Zellen an, die diese Rezeptoren tragen. Hierzu gehören Zellen der weiblichen Geschlechtsorgane wie Brustdrüsenzellen. Sie können bei hohen körpereigenen Östrogenspiegeln zu einer Abschwächung der Östrogenwirkung und damit zu einem Schutz vor hormonabhängigen Tumoren führen. Umstritten ist die Situation bei niedrigen Hormonspiegeln, die z. B. Frauen nach der Menopause oder unter einer antihormonellen Therapie haben. In dieser Situation ist eine Stimulation durch die schwache östrogenartige Wirkung der Isoflavone möglich. Genistein wirkt auch direkt auf Tumorzellen. Umstritten ist, ob dies bereits bei einer Konzentration der Substanz geschieht, wie sie mit der Nahrungsaufnahme erreichbar ist. Zahlreiche Laborexperimente zeigten, das Genistein Schritte des Zellzyklus, der Zellteilung, des Zellwachstums und der Gefäßbildung von Tumoren beeinflusst. Außerdem trägt es dazu bei, dass Tumorzellen in den programmierten Zelltod (sog. Apoptose) übergehen.

Isoflavone wie Genistein schützen vermutlich bei Männern vor der Entwicklung eines Prostatakarzinoms. Genistein ist auch in der Lage, Prostatakarzinomzellen abzutöten. Allerdings wirkt es konzentrationsabhängig. In niedrigen Konzentrationen wird das Wachstum der Zellen sogar gefördert, erst in höheren Konzentrationen findet eine Wachstumshemmung statt. Welche dieser Konzentrationen im menschlichen Körper bei der Nahrungsaufnahme oder nach der Einnahme von Nahrungsergänzungsmitteln erreicht werden kann, ist unbekannt. In einem Tierversuch verstärkte sich sogar das Wachstum hormonunabhängiger Prostatakarzinome. In zwei kleinen Studien an Patienten mit Prostatakarzinom wurde gezeigt, dass Genistein den Anstieg des Tumormarkers PSA bei Männern mit Prostatakarzinom verlangsamt, was als indirekter Hinweis auf eine Wachstumsverzögerung dient. Eine direkte Messung dieses Effektes wurde bisher nicht durchgeführt.

Neuere Studien berichten, dass Genistein und Daidzein auf Rezeptor-positive Brustkrebszellen wachstumsstimulierend wirken. Außerdem wird die Wirkung von Tamoxifen, einem Mittel der Chemotherapie, reduziert, wie der Tierversuch bestätigen konnte. Der Verzehr von Sojaprodukten durch Patientinnen mit Hormonrezeptor-positiven Mammakarzinomen ist deshalb umstritten. Während eine präventive Wirkung gut belegt ist, ist eine hohe Nahrungszufuhr von Phytoöstrogenen nach der Diagnosestellung wegen möglicher stimulierender Reaktionen problematisch.

Für Genistein wurden bei anderen Krebsarten positive Wirkungen in Kombination mit Chemotherapien gezeigt. Im Labor wurden unterstützende Effekte für Paclitaxel, Vincristin, Gemcitabin, Cisplatin, Docetaxel und Doxorubicin nachgewiesen. Die Resistenz von Karzinomzellen gegen Chemotherapeutika kann durch Genistein vermindert werden. In weitere Untersuchungen ergab sich die

Isoflavone

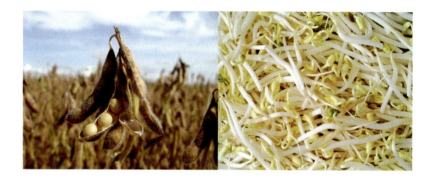

Wirkungsverstärkung einer Bestrahlung von Tumorzellen. Ob diese Wirkungen auch während einer Chemo- oder Strahlentherapie von Tumorpatienten auftreten, ist unbekannt.

Da Genistein antioxidative Eigenschaften hat, ist seine Einnahme während einer Chemotherapie, die ihre Wirkung über Oxidationsvorgänge entfaltet, trotzdem umstritten.

In mehreren Studien wurde die Therapie von Hormonentzugserscheinungen, insbesondere von Hitzewallungen und der Entwicklung einer Osteoporose, mit Isoflavonen untersucht. Hinsichtlich einer Verringerung von Hitzewallungen sind die Ergebnisse sehr unterschiedlich, manche berichten von guten Resultaten, die meisten fanden aber keine Wirkung.

Bei der Untersuchung der Osteoporoseentstehung von Frauen in den Wechseljahren sind die Ergebnisse zum Einsatz von Soja und Isoflavonen ebenfalls uneinheitlich. Mit Sojagaben kann eine Stabilisierung des Knochenmineralgehaltes erreicht werden, v. a. bei Frauen mit niedrigem Körpergewicht, niedriger Kalziumaufnahme mit der Nahrung und ohne Hormonersatztherapie. Die höhere Aufnahme von Sojaprodukten mit der Ernährung ist nach heutigen Erkenntnissen nicht geeignet, eine kalzium- und vitaminreiche Ernährung und umfassende Osteoporoseprävention oder gar Therapie zu ersetzen. Sojaprodukte sind im Vergleich mit Milchprodukten kalziumarm, sodass bei bevorzugter Sojakost sorgfältig darauf geachtet werden muss, einen Kalziummangel zu vermeiden. Neuerdings sind auch Sojaprodukte mit Kalziumzusätzen erhältlich.

Was empfiehlt Ihr Arzt?

Zusammenfassend stellen die Isoflavone sehr interessante Substanzen für die Tumortherapie dar, deren Bedeutung für Patienten aber weiter erforscht werden muss, bevor ihre Einnahme empfohlen werden kann. Soja ist ein gesunder Beitrag im Rahmen einer gemischten Ernährung. Isoflavone sollten von Patientinnen mit hormonabhängigen Tumorerkrankungen nicht eingenommen werden. Der moderate Verzehr von Sojaprodukten ist sicherlich unproblematisch.

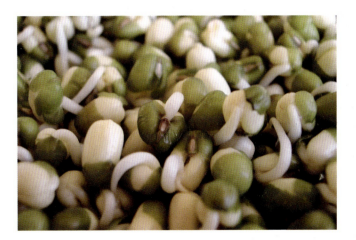

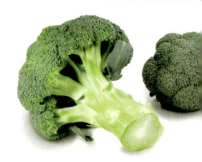

Isothiocyanate

Substanz und Vorkommen
Isothiocyanate (ITC) kommen in verschiedenen Gemüsesorten aus der Gruppe der Kreuzblütler vor, in hohen Konzentrationen unter anderem in Brokkoli und Kapuzinerkresse. Sie sind für den typischen Geruch der Kohlsorten verantwortlich.

Isothiocyanate sind Spaltprodukte der Glycosinolate. Natürlich vorkommende Glycosinolate bestehen aus einer Zuckereinheit, einer schwefelhaltigen Gruppierung sowie einer Schwefelgruppe.

Die Hydrolyse (Spaltung) erfolgt durch das Enzym Myrosinase, welches durch Hitze inaktiviert wird. Erhitzte Gemüsesorten enthalten deutlich weniger bioverfügbare Isothiocyanate als frische Pflanzen.

Wie wirkt die Substanz?
Isothiocyanate senken das Risiko für bestimmte Krebsarten. Dies konnte insbesondere für das Prostatakarzinom nachgewiesen werden. Im Labor beeinträchtigten Isothiocyanate verschiedene Stoffwechselwege von Tumorzellen, so kam es z. B. zu einer verminderten Zellteilung und einem Absterben der Tumorzellen (sog. Apoptose) sowie zu einer verminderten Gefäßneubildung in Tumorknoten.

> ### Was empfiehlt Ihr Arzt?
> Leider liegen für diese Substanz nur wenige experimentelle Daten und keine klinischen Studien vor, sodass die Nahrungsaufnahme unbedingt empfohlen werden kann, ein medikamentöser Einsatz jedoch nicht sinnvoll ist.

Kaempherol

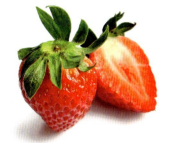

Substanz und Vorkommen

Kaempherol gehört zu den sekundären Pflanzenstoffen. Es kommt in Beerenfrüchten wie Erdbeeren, Blaubeeren und Brombeeren vor. Kaempherol ist mit anderen Phytoöstrogenen verwandt und gehört zu den Phytosterolen und Bioflavonoiden.

Wie wirkt die Substanz?

An Zellkulturen konnte belegt werden, dass Kaempherol Stoffwechselwege aktiviert, die zum Absterben der Zelle (sog. Apoptose) führen und ihre Resistenz gegen Chemotherapiemittel unterdrücken.

Bis heute liegen keine Untersuchungen darüber vor, ob Kaempherol im Falle einer Tumorerkrankung als Medikament oder Nahrungsergänzungsmittel hilfreich ist.

> ### Was empfiehlt Ihr Arzt?
> Kaempherol als Bestandteil der gesunden Ernährung ist positiv zu bewerten.

Kaffeesäureester

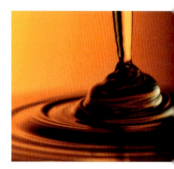

Substanz und Vorkommen
Kaffeesäureester kommen vor allem in Honig und Propolis vor.

Wie wirkt die Substanz?
Kaffeesäureester haben antientzündliche, antioxidative, wachstumshemmende und den Zelltod auslösende Wirkungen. In Laborexperimenten vermindern Kaffeesäureester das Wachstum bösartiger Zellen. Einer der Angriffspunkte ist die so genannte Cyclooxygenase 2, ein Enzym, das auch im Entzündungsstoffwechsel aktiv ist. Einige Untersuchungen weisen darauf hin, dass Kaffeesäureester insbesondere auf Tumorzellen wachstumshemmend und abtötend wirken, während normale Zellen geschützt werden.

In verschiedenen Tierexperimenten konnte durch die Verfütterung von Kaffeesäureestern das Fortschreiten einer Tumorerkrankung vermindert werden. Kaffeesäureester und Chemotherapien scheinen sich gegenseitig zu unterstützen. Nebenwirkungen der Chemotherapeutika Cisplatin und Doxorubicin können vermindert werden.

Es liegen jedoch noch keine wissenschaftlichen Untersuchungen zum Einsatz von Kaffeesäureestern bei Patienten mit Tumorerkrankungen vor.

Was empfiehlt Ihr Arzt?

Kaffeesäureester sind in der gesunden Ernährung wichtige sekundäre Pflanzenstoffe. Eine zusätzliche Zufuhr als Nahrungsergänzungsmittel ist nicht erforderlich und als Bestandteil einer alternativen Tumortherapie nicht sinnvoll. Dafür müssen wir zunächst mehr über die Sicherheit, insbesondere bei Kombination mit einer Chemotherapie wissen.

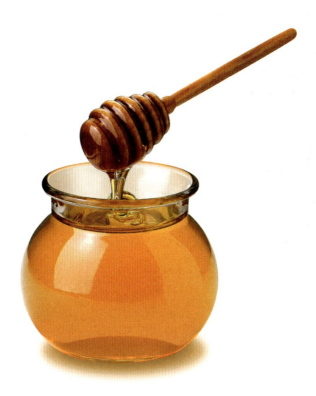

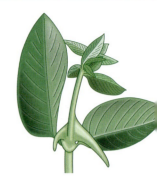

Katzenkralle
(Uncaria tormentosa)

Substanz und Vorkommen
Die Katzenkralle ist eine baumartige Pflanze, die im südamerikanischen Regenwald wächst.

Wie wirkt die Substanz?
Extrakte aus *Uncaria* werden in der traditionellen Medizin Südamerikas zur Entzündungshemmung und gegen Krebserkrankungen eingesetzt. Die Substanz hat antioxidative Eigenschaften. In Laborexperimenten konnte sie das Wachstum von Tumorzellen hemmen und diese in den programmierten Zelltod (sog. Apoptose) führen. Weitere Untersuchungen zeigten, dass durch *Uncaria* die Zahl der weißen Blutkörperchen auch bei einer Chemotherapie ansteigt. Untersuchungen an Patienten mit Tumorerkrankungen liegen bisher nicht vor.

Als Nebenwirkungen wurden Kopfschmerzen, Schwindel und Übelkeit beschrieben. Mögliche Wechselwirkungen mit Medikamenten bestehen in einer verminderten Wirksamkeit von säurehemmenden Magenmitteln, einer Verlangsamung des Herzschlages und der Schwächung der Herzmuskelkraft bei gleichzeitiger Einnahme von β-Blockern und Digoxin sowie einer verstärkten Blutungsneigung unter blutgerinnungshemmenden Antikoagulanzien.

Was empfiehlt Ihr Arzt?

Bevor wissenschaftliche Untersuchungen die Wirksamkeit von *Uncaria* belegen, ist ihr Einsatz zur Therapie einer Krebserkrankung nicht sinnvoll. *Uncaria* kann bei leichten entzündungsbedingten Schmerzen im Bereich der Muskeln und Gelenke verschrieben werden. Der Extrakt ist aber keine Alternative zu einer abgestimmten Schmerztherapie in Begleitung einer Tumorerkrankung.

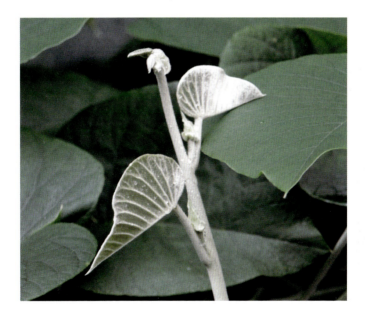

Knoblauch
(Allium sativum)

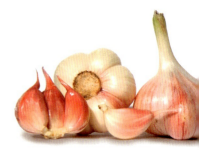

Substanz und Vorkommen
Knoblauch ist eine bis zu einem Meter hohe Pflanze. Die Knoblauchzwiebel setzt sich aus 6–15 Teilzwiebeln, den so genannten Zehen, zusammen. Knoblauch gehört zur Familie der Liliengewächse und ist dem Lauch und der Küchenzwiebel verwandt. In frischen Knoblauchzellen sind in getrennten Zellkompartimenten die Aminosäure L-Alliin sowie das Enyzm Alliinase vorhanden. Beim Zerreiben der Knoblauchzelle wird Alliin zu Allicin umgewandelt.

Wie wirkt die Substanz?
Allicin hat antibakterielle und antimykotische Eigenschaften. Es regt die Gallenproduktion an, senkt den Blutdruck und die Lipide (Fette), hemmt die Blutgerinnung und wirkt durchblutungsfördernd.

Knoblauch hat viele gesundheitsfördernde Eigenschaften insbesondere in der Vorbeugung von Herz-Kreislauf-Erkrankungen.

Während mehrere Untersuchung die schützende Wirkung von Knoblauchextrakt vor der Entwicklung verschiedener Krebsarten belegen, fehlen bisher bestätigende Tierexperimente und insbesondere Beobachtungen am Menschen. In Laborexperimenten hinderten Knoblauch und seine verschiedenen Inhaltsstoffe Tumorzellen am Wachstum und brachte sie zum Absterben.

Knoblauch verstärkt die Wirkung blutgerinnungshemmender Medikamente. Aus diesem Grund sollten Patienten, die solche Medikamenten einnehmen, Knoblauchextrakte nur nach Rücksprache mit ihrem Arzt einnehmen.

Außerdem hat Knoblauch Wirkungen auf Enzyme, die andere Medikamente abbauen. Es ist möglich, dass hierdurch die Wirkung von z. B. Chemotherapiemitteln beeinflusst wird. Untersuchungen hierzu wurden noch nicht durchgeführt.

Was empfiehlt Ihr Arzt?

Zusammenfassend ist es nicht möglich, derzeit zuverlässige Aussagen über die Wirksamkeit von Knoblauchextrakt zur Behandlung von bösartigen Tumoren zu machen. Als Bestandteil der Nahrung ist Knoblauch ein vorteilhaftes Gewürz. Die Einnahme von Knoblauchextrakt hat für Tumorpatienten sicherlich keine negativen Auswirkungen. Während einer Chemotherapie sollte sie aber sicherheitshalber unterbleiben.

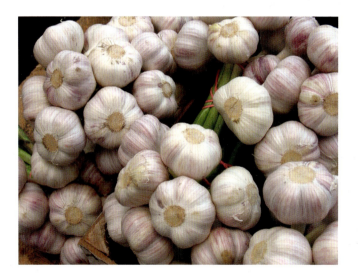

Kombucha

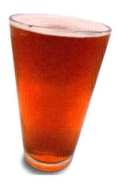

Substanz und Vorkommen
Kombucha ist ein fermentierter, gesüßter Tee, der in Symbiose mit Hefebakterien und säurebildenden Bakterien entsteht. Untersuchungen zeigen, dass in verschiedenen Produkten unterschiedliche Hefespezies vorliegen. Während des Heranreifens von Kombucha verändert sich die Zusammensetzung der Hefen.

Wie wirkt die Substanz?
In einigen Tierexperimenten konnten Tiere mit Krebserkrankungen, die regelmäßig Kombucha als Futterzusatz bekamen, länger überleben. Es gibt keine klinischen Studien an Patienten mit Tumorerkrankungen zur Wirksamkeit von Kombucha.

Mehrere Einzelfallberichte und kleine Studien erwecken Zweifel an der Sicherheit von Kombucha. Es wurden Lebererkrankungen, metabolische Azidose (Übersäuerung) und ein Milzbrand der Haut beschrieben, außerdem Magen-Darm-Beschwerden, Candida-Infektionen, allergische Reaktionen, Gelbsucht, Übelkeit und Erbrechen. Mehrere tödliche Krankheitsfälle sind vermutlich auf Kombucha zurückzuführen.

> ### Was empfiehlt Ihr Arzt?
> Zusammenfassend ist Kombucha zur Tumortherapie nicht geeignet! Vom Genuss ist insbesondere Patienten mit einer Schwächung des Immunsystems durch die Tumorerkrankung oder Tumortherapie abzuraten, da Kombucha infektiöse Keime enthalten kann.

Kurzkettige Fettsäuren

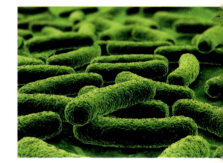

Substanz und Vorkommen
Kurzkettige Fettsäuren entstehen beispielsweise im Dickdarm, während der bakteriellen Fermentation von Ballaststoffen und Stärke.

Kurzkettige Fettsäuren wie Acetat, Propionat und Butyrat bestehen aus unterschiedlich langen Ketten von Kohlenstoffatomen in verschiedenen Bindungsmustern.

Wie wirkt die Substanz?
Verschiedene Untersuchungen belegen, dass kurzkettige Fettsäuren einen wichtigen Schutz vor der Entstehung von Dickdarmkrebs bieten. Die Bedeutung der gesunden Darmflora wird durch diesen Zusammenhang deutlich.

In zahlreichen Laborexperimenten verminderten kurzkettige Fettsäuren das Wachstum von Tumorzellen und förderten den programmierten Zelltod (sog. Apoptose) von Tumorzellen. Weiterhin hemmten sie die Gefäßbildung in Tumorknoten, das Auswandern von Tumorzellen aus den primären Tumorknoten und das Eindringen in anderes Gewebe (sog. Metastasierung).

Auch in Tierexperimenten konnten wachstumshemmende Wirkungen auf verschiedene Tumorarten nachgewiesen werden. Aus Laborexperimenten wissen wir, dass kurzkettige Fettsäuren mit bestimmten Chemotherapiemitteln günstig zusammenwirken.

Zum Einsatz von kurzkettigen Fettsäuren bei Patienten mit Tumorerkrankungen liegen leider erst Untersuchungen an kleinen Patientengruppen vor. Bei einigen Patienten kam es zum Stillstand der Erkrankung bzw. zur Verbesserung von tumorabhängigen Symptomen. Trotzdem ist eine Beurteilung der verwendeten Substanz Phenylbutyrat hinsichtlich ihrer Wirkung gegen das Tumorwachstum noch nicht möglich. Einige Ärzte empfehlen kurzkettige Fettsäuren in Form von

Einläufen zur Vorbeugung oder Behandlung von Enddarmentzündungen während einer Strahlentherapie. Nicht in allen Untersuchungen konnten positive Effekte bestätigt werden.

Höhere Dosierungen bei der Einnahme kurzkettiger Fettsäuren können zu erheblichen Nebenwirkungen wie Schläfrigkeit, Verwirrtheit, Störungen der Salze im Blut (Hypokaliämie, Hyponatriämie, Hypokalzämie), Übelkeit und Erbrechen führen.

Was empfiehlt Ihr Arzt?

Kurzkettige Fettsäuren sind interessante Substanzen in der Begleittherapie von Tumorerkrankungen. Die vorliegenden Ergebnisse sind jedoch noch nicht ausreichend für eine Einnahmeempfehlung außerhalb von Studien. Sie sind auf keinen Fall eine Alternative zur erforderlichen Chemo- oder Strahlentherapie.

Lapacho

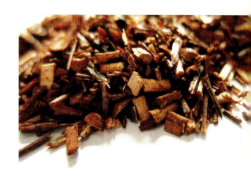

Substanz und Vorkommen
Lapacho ist ein bis zu 35 m hoher Baum aus Mittel- und Südamerika. Von den Indianern wird Lapacho als „Baum des Lebens" bezeichnet. Die Innenrinde des Baumes eignet sich zur Zubereitung eines Tees. Lapacho enthält Mineralien wie Eisen, Kalium, Kalzium und Spurenelemente wie Jod. Wirksame Substanzen sind außerdem Lapachol, Lapachon und β-Lapachon.

Wie wirkt die Substanz?
Die Inhaltsstoffe der Baumrinde regen die Verdauung an und sollen zur Stärkung des Immunsystems beitragen. Zur Teezubereitung wird 1 Esslöffel getrocknete Rinde auf 1 Liter Wasser 5 Minuten gekocht und dann über 20 Minuten stehen gelassen.

Eine Reihe von Laborexperimenten zeigte, dass die wirksamen Substanzen das Wachstum von Tumorzellen hemmen können und Stoffwechselwege aktivieren, die zum Absterben der Tumorzellen (sog. Apoptose) führen. Es liegen bisher weder Tierexperimente oder klinische Studien an Patienten vor, die diese Ergebnisse bestätigen.

Ob das Trinken von Lapacho-Tee alleine zu wirkungsvollen Konzentrationen im menschlichen Körper führt, ist unklar.

Was empfiehlt Ihr Arzt?
Das Trinken von Lapacho-Tee scheint keine negativen Auswirkungen zu haben. Er ist ein allgemein gesundes Getränk und kann auch während einer Chemo- oder Strahlentherapie getrunken werden. Ob besondere Wirkungen im Hinblick auf die Tumorerkrankung ausgelöst werden, muss offen bleiben.

Leinsamen und Leinöl

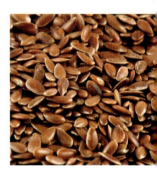

Substanz und Vorkommen
Leinöl wird durch Extraktion oder Pressen der Samen des Leins (*Linum usitatissimum* L.) gewonnen. Leinsamen enthält mehrere Stoffe, die für Tumorpatienten Bedeutung haben könnten. Hierzu gehören zum einen der hohe Ballaststoffgehalt, zum anderen die Substanzgruppe der Lignane, die phytoöstrogene Eigenschaften haben, und als drittes α-Linolensäure, eine Omega-6-Fettsäure.

Wie wirkt die Substanz?
In verschiedenen Tierexperimenten zeigten Leinsamen einen Schutz vor der Entwicklung von Tumoren und vor deren Ausbreitung. Klinische Untersuchungen an Tumorpatienten wurden bisher nicht veröffentlicht.

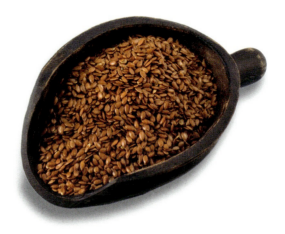

Was empfiehlt Ihr Arzt?

Phytoöstrogene in der Ernährung können zu einem Schutz vor der Entwicklung von Brustkrebs und anderen hormonsensiblen Tumoren beitragen. Ihr Einsatz in der Therapie ist bei Patientinnen mit Rezeptor-positivem Brustkrebs jedoch aufgrund einer möglichen Wachstumsanregung umstritten. Brustkrebspatientinnen sollten deshalb keine großen Mengen an Leinsamen zu sich nehmen, ein moderater Verzehr ist hingegen sicherlich nicht schädlich.

Leinöl ist Bestandteil der Budwig-Diät, die häufig für Tumorpatienten empfohlen wird. Elemente aus dieser Diät, z. B. so genannter Budwig-Quark, sowie die Anwendung von Leinöl sind bei untergewichtigen Tumorpatienten in der Ernährung empfehlenswerte Zusatzmahlzeiten, sollten jedoch auf der Grundlage einer vollwertigen Ernährung erfolgen. Die strikte Einhaltung der Budwig-Diät erfüllt nicht die Kriterien einer gesunden, vollwertigen Kost.

Lignane

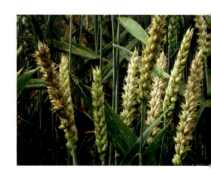

Substanz und Vorkommen
Lignane gehören zu den sekundären Pflanzenstoffen, die insbesondere in ballaststoffreichen Getreiden und Leinsamen vorkommen, und zwar überwiegend in der Aleuronschicht des Getreidekorns. Während der Darmpassage werden pflanzliche Lignane durch die Darmbakterien verändert, resorbiert und in der Leber an Glucoronsäure gebunden. Lignane werden zu den Phytoöstrogenen gezählt.

Wie wirkt die Substanz?
Eine höhere Nahrungsaufnahme von Lignanen geht vermutlich mit einer Reduktion des Brustkrebsrisikos und des Risikos für Gebärmutterkrebs einher. In verschiedenen Laborexperimenten verringerten Lignane das Wachstum von Tumorzellen. Erste Tierexperimente unterstützten diese Erkenntnisse. Jedoch ist aufgrund der phytoöstrogenen Eigenschaften der Einsatz von Lignanen bei Brustkrebs umstritten. Erste Ergebnisse aus dem Labor und Tierexperiment lassen zwar vermuten, dass die Aufnahme von Lignanen mit der Ernährung auch für Patientinnen mit Hormonrezeptor-positivem Brustkrebs ungefährlich ist. Bestätigende Untersuchungen beim Menschen stehen allerdings aus.

Was empfiehlt Ihr Arzt?
Lignane sind ein gesunder Bestandteil einer ballaststoffreichen, vollwertigen Ernährung. Sie unterstützen die Prävention von Tumorerkrankungen. Aufgrund der möglichen Stimulationen am Östrogen-Rezeptor sollten Frauen mit Hormonrezeptor-positivem Brustkrebs keine übermäßigen Mengen von Lignanen zu sich nehmen.

Limonen

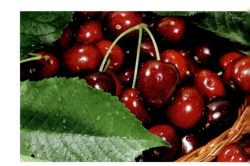

Substanz und Vorkommen
Limonen wird aus der Schale von Zitrusfrüchten, aber auch aus Lavendel, Pfefferminze, Kirschen und Zitronengras gewonnen. Limonen zählt zu den so genannten zyklischen Monoterpenen.

Wie wirkt die Substanz?
Monoterpene erhöhen die Aktivität körpereigener Enzyme, die zur Entgiftung von krebsauslösenden Substanzen beitragen. Gleichzeitig kommt es aber auch zur Aktivierung von Enzymen, die an der Verstoffwechselung von Medikamenten beteiligt sind. Aus diesem Grund ist es möglich, dass Monoterpene die Wirksamkeit von Medikamenten beeinflussen.

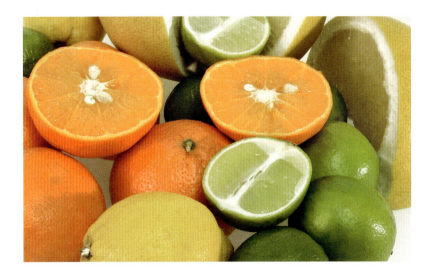

Limonen

Auf Tumorzellen hat Limonen einen interessanten Wirkmechanismus: Es kommt zu einer verminderten Zellteilung und zumindest im Reagenzglas findet eine Rückentwicklung von der bösartigen Tumorzelle zur normalen Zelle statt. Ob dies auch beim Tumorpatienten direkt möglich ist, ist unbekannt.

In Tierexperimenten schützte Limonen vor der Entwicklung von Tumoren, doch nach dem Absetzen der Monoterpene gab es erheblich viele Rückfälle. Außerdem begünstigte Limonen die Entstehung von Nierentumoren in zwei Tierversuchen.

Was empfiehlt Ihr Arzt?

Zusammenfassend stellt Limonen eine für die Tumortherapie hochinteressante Substanz dar. Vor ihrer Einführung in die onkologische Therapie sind jedoch weitere Studien erforderlich. Die Aufnahme von Limonen über die normale Ernährung ist sicherlich als günstig zu bewerten. Höher dosierte Nahrungsergänzungsmittel sind nach der derzeitigen Studienlage nicht sinnvoll, möglicherweise sogar schädlich.

Lutein

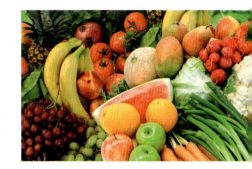

Substanz und Vorkommen
Carotinoide sind gelbe bzw. rote Farbstoffe, die in Pflanzen vorkommen. Von Säugetieren werden sie über die pflanzliche Nahrung aufgenommen. Lutein gehört zu den Vitamin-A-ähnlichen so genannten Carotinoiden.

Wie wirkt die Substanz?
Untersuchungen an größeren Bevölkerungsgruppen lassen vermuten, dass eine höhere Aufnahme mit der Nahrung vor der Entwicklung bösartiger Tumoren schützt – dies ist jedoch nicht in allen Untersuchungen einheitlich nachweisbar.

Einige Experimente an Tieren zeigten, dass Lutein in geringen Dosierungen schützend, in höheren jedoch sogar tumorfördernd wirken kann.

Ob dies auch für Patienten mit Tumorerkrankungen gilt, ist unklar, ebenso wie die Bedeutung von Lutein bei bereits entwickelten Krebserkrankungen.

> ### Was empfiehlt Ihr Arzt?
> Lutein stellt zwar einen gesunden Bestandteil der Nahrung dar, eine Zufuhr in medikamentöser Form und höherer Dosierung ist nach heutigem Wissenstand jedoch nicht zu empfehlen.

Lycopin

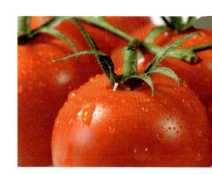

Substanz und Vorkommen
Lycopin gehört zu den Carotinoiden, gelben bzw. roten Farbstoffen, die in Pflanzen vorkommen. Von Säugetieren werden sie über die pflanzliche Nahrung aufgenommen. Lycopin findet sich als roter Farbstoff in der Tomate, in roter Grapefruit, in Wassermelonen und Guaven. Tomatenprodukte haben besonders hohe Konzentrationen an Lycopin.

Wie wirkt die Substanz?
Lycopin ist ein Molekül mit antioxidativen Eigenschaften. Es fängt Radikale im Stoffwechsel ab. Ergebnisse aus Bevölkerungsuntersuchungen lassen vermuten, dass Lycopin vor der Entwicklung von Tumoren schützt. In Laborexperimenten konnte Lycopin außerdem auch das Wachstum von verschiedenen Tumorzellen hemmen. Erste Untersuchungen an Patienten mit Prostatakrebs zeigten, dass die Gabe von Lycopin das Fortschreiten der Erkrankung hemmt. Dies konnte in neueren Untersuchungen aber nicht bestätigt werden.

Lycopin verhindert die Veränderung bestimmter Moleküle durch den Einfluss von Sauerstoff (Antioxidans) bzw. anderer Mittel, deshalb könnte es die Wirksamkeit einer Chemo- oder Strahlentherapie beeinträchtigen und sollte nur nach Absprache mit dem Arzt in medikamentöser Form eingenommen werden.

Was empfiehlt Ihr Arzt?

Zusammenfassend gehört Lycopin zu den interessanten sekundären Pflanzenstoffen in der Onkologie, eine Einnahme in der für die Ernährung empfohlenen Tagesdosis ist unbedenklich und schützt vermutlich vor der Entwicklung einer Krebserkrankung. Ob eine höhere Dosierung in Form eines Nahrungsergänzungsmittels sinnvoll ist, muss noch weiter erforscht werden. Außerhalb einer Chemo- oder Strahlentherapie bestehen keine Bedenken gegen die Einnahme.

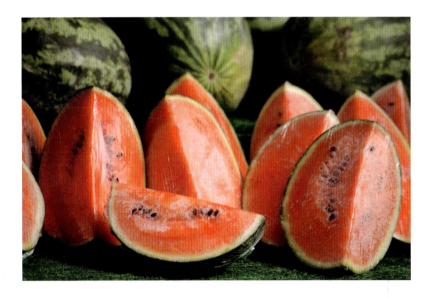

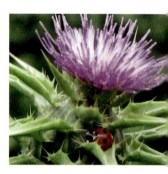

Mariendistel
(Silybum marianum)

Substanz und Vorkommen
Die Mariendistel wächst im Mittelmeergebiet, Südrussland, Kleinasien und Nordafrika. Sie wird in der Naturheilkunde als leberschützendes Präparat eingesetzt. Zwei der wesentlichen Inhaltsstoffe der Mariendistel sind Silymarin und Silibinin.

Wie wirkt die Substanz?
Silymarin ist ein starkes Antioxidans, hat antientzündliche und das Immunsystem beeinflussende Effekte. Traditionell wird die Mariendistel bei Lebererkrankungen eingesetzt.

In verschiedenen Laborexperimenten verminderten Silymarin und Silibinin das Wachstum von Tumorzellen und trugen zu einem Absterben von Tumorzellen bei.

Silymarin vermindert auch die Bildung von Metastasen und Blutgefäßen, die den Tumor mit Nährstoffen versorgen. Außerdem unterstützt es die Effekte verschiedener Chemotherapiemittel.

Bei der gleichzeitigen Gabe von Mariendistelextrakt und Medikamenten ist erhöhte Aufmerksamkeit geboten, da Mariendistelextrakt Enzyme im Stoffwechsel beeinflusst und so die medikamentöse Wirkung verändern könnte.

Was empfiehlt Ihr Arzt?

Zusammenfassend liegen für Mariendistelpräparate erst wenige Forschungsergebnisse in Bezug auf Tumorerkrankungen vor, deshalb kann die gezielte Einnahme für Tumorpatienten nicht empfohlen werden. Aufgrund der möglichen Wechselwirkungen mit anderen Medikamenten sollte Mariendistelextrakt nicht während einer Chemotherapie eingenommen werden. Wenn es unter einer Chemotherapie zu einem leichten Anstieg der Leberwerte kommt, kann nach der Therapie ein Mariendistelpräparat versuchsweise eingenommen werden. Gleiches gilt bei einem leichten Anstieg der Leberwerte unter einer antihormonellen Therapie.

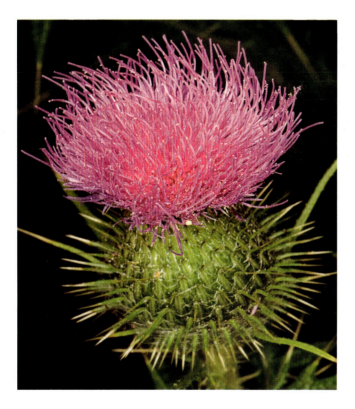

Melatonin

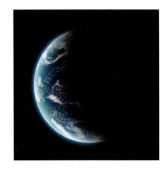

Substanz und Vorkommen

Melatonin wird im menschlichen Körper hauptsächlich in der Hirnanhangdrüse, der Epiphyse, produziert. Melatonin ist ein Neurohormon, dessen Freisetzung durch Dunkelheit stimuliert und durch Licht unterdrückt wird.

Wie wirkt die Substanz?

Melatonin ist an der Regulation von Körperrhythmen wie Temperatur und Schlaf beteiligt. Die Konzentration von Melatonin im Blutserum steigt 1–2 Std. vor der Schlafenszeit um das 10- bis 50-Fache an. Sie erreicht einen Höhepunkt um Mitternacht. Melatonin hilft dem Körper bei der zeitlichen Abstimmung verschiedener Hormone und ihrer Wirkung.

Eine Verbindung zwischen der Melatoninkonzentration im Körper und verschiedenen Krebserkrankungen wird diskutiert, eine direkte Beziehung konnte jedoch bisher nicht bewiesen werden. Im Laborexperiment beeinflusste Melatonin verschiedene Stoffwechselwege in der Tumorzelle, hemmte deren Wachstum und führte zu ihrem Absterben.

Im Reagenzglas sowie in Tierexperimenten schützte Melatonin normale Zellen vor Zellschädigungen durch Bestrahlung oder Chemotherapie. Neben der direkten Wirkung auf den Tumor ist Melatonin möglicherweise in der Lage, die negativen Auswirkungen einer Chemotherapie auf das Blutbild abzumildern. Eine Untersuchung zeigte, dass Melatonin auch Krebszellen im Reagenzglas vor der Abtötung durch Chemotherapiemitteln schützt und damit eventuell sogar schädliche Effekte auslöst.

Eine italienische Arbeitsgruppe hat seit 1990 zahlreiche Untersuchungen an Patienten mit unterschiedlichen Tumoren oft im fortgeschrittenen Stadium durchgeführt und berichtete von positiven Effekten der Melatonintherapie. Leider wurden diese Untersuchungen bisher von keiner anderen Forschergruppe bestätigt, und sie werden sogar angezweifelt.

Was empfiehlt Ihr Arzt?
Es gibt derzeit keinen Grund, Melatonin für Tumorpatienten zu empfehlen.

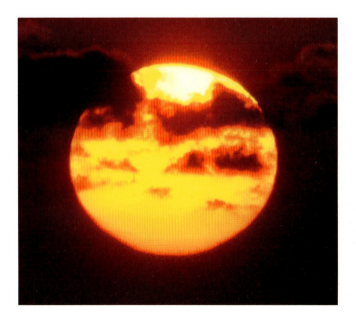

Melittin

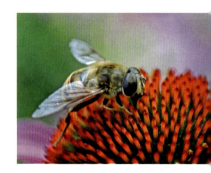

Substanz und Vorkommen
Melittin ist der Hauptinhaltsstoff des Bienengiftes.

Wie wirkt die Substanz?
In Laborexperimenten konnte Melittin Tumorzellen zum Absterben bringen. Es führte aber auch zur Zerstörung roter Blutkörperchen und kann deshalb nicht direkt als Medikament eingesetzt werden.

Forschergruppen versuchen jetzt das Molekül so zu verändern, dass es nur auf Tumorzellen tödlich wirkt, jedoch keine Nebenwirkungen auf Blutzellen hat.

Was empfiehlt Ihr Arzt?
Melittin ist ein sehr interessantes Produkt aus der Naturmedizin, jedoch nicht als natürliches Heilmittel gegen Tumoren einsetzbar. Es sollte auf keinen Fall verwechselt werden mit anderen Bienenprodukten, z. B. Propolis, die in ihrer Anwendung unbedenklich sind.

Mistel
(Viscum)

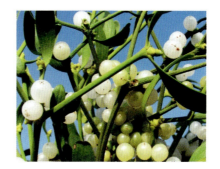

Substanz und Vorkommen

Die Mistel ist in ganz Europa, Asien und Nordafrika verbreitet. Sie ist ein kleiner, kugeliger Strauch, der als Halbschmarotzer besonders häufig auf Apfelbäumen, Tannen und Kiefern, seltener auf Eichen wächst. Die Wurzeln sind zu Saugorganen umgebildet, die Wasser und Nährstoffe aus der Wirtspflanze entnehmen. Die Mistel enthält Enzyme, die das Eindringen der Wurzeln in das Gefäßsystem des Wirtsbaumes ermöglichen. Diese Enzyme sind möglicherweise wirtsbaumspezifisch.

Zu den Inhaltsstoffen der Mistel zählen Viscotoxine, Lektine (Glycoproteine), Polysaccharide, Flavonoide, Triterpene und Polypeptide.

Wie wirkt die Substanz?

Die Misteltherapie ist in Deutschland eine der am häufigsten angewandten naturheilkundlichen Therapien bei Krebserkrankungen. Es liegen zahlreiche Untersuchungen innerhalb von Labor- und Tierexperimenten sowie einige Untersuchungen bei erkrankten Patienten vor. Trotzdem ist die Misteltherapie weiterhin umstritten.

In Deutschland werden von verschiedenen Herstellern unterschiedlich gewonnene Mistelextrakte angeboten, wobei zwischen standardisierten, auf einen bestimmten Lektingehalt eingestellten Präparaten und anthroposophischen bzw. homöopathischen Präparaten zu unterscheiden ist. Direkte Vergleiche der Präparate liegen nicht vor.

Kritikpunkte für viele der bisher vorliegenden Studien an Tumorpatienten sind geringe Patientenzahlen und die Durchführung der Studien, die wissenschaftlichen Kriterien nicht genügen.

Drei verschiedene Wirkungen werden für die Misteltherapie diskutiert:
- Aktivierung des Immunsystems,
- direkte Wirkung gegen den Tumor,
- Ausschüttung von Endorphinen (körpereigene Eiweißstoffe, die schmerzstillend wirken; auch als sog. „Wohlfühl-Hormone" bezeichnet).

Die direkte Wirkung gegen den Tumor wurde leider noch nicht bewiesen. Unklar ist, ob eine Beeinflussung des Tumorwachstums stattfindet. Mistelextrakt kann das Absterben von Tumorzellen im Reagenzglas fördern. In Tierexperimenten konnte durch eine Gabe von Mistel die Ausbreitung von Tumoren vermindert werden. Es liegen aber auch Untersuchungen vor, die für einige Tumorarten im Laborexperiment eine wachstumsfördernde Wirkung zeigten. Auch bei Untersuchungen an Patienten ergaben sich zum Teil ungünstige Ergebnisse.

Neben dem unmittelbaren Einfluss auf die Tumorerkrankung wurden unter Misteltherapie positive Veränderungen der Lebensqualität beschrieben. Es wird vermutet, dass dies mit einem Anstieg des Endorphinspiegels zusammenhängt.

Als Nebenwirkungen einer Misteltherapie wurden beschrieben: langsamer Herzschlag, Flüssigkeitsverluste, Delir, Durchfall, Erbrechen, Übelkeit, Halluzinationen, Leberentzündung, hoher oder niedriger Blutdruck, Fieber und Krampfanfälle. Insgesamt scheinen diese Nebenwirkungen aber sehr, sehr selten zu sein.

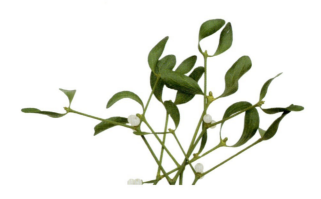

Was empfiehlt Ihr Arzt?

Zusammenfassend stellt die Misteltherapie eine der häufigsten, aber am schwierigsten zu bewertenden komplementären Therapien dar. Bei bestimmten Tumoren wie Melanom, Nierenkarzinom, Lymphom und Leukämien sollte die Mistel auf keinen Fall eingesetzt werden.

Zur Verbesserung des Lebensqualität kann Patienten nach Abschluss der primären Therapie (also der Operation, Chemo- und/oder Strahlentherapie) eine Misteltherapie für die Zeit der Erholung angeboten wurden. Während einer Chemo- oder Strahlentherapie sollte die Misteltherapie nur nach Rücksprache mit dem behandelnden Arzt durchgeführt werden. Für die hochdosierte Mistel als Infusionstherapie gibt es keine Begründung.

Ob die insbesondere in der anthroposophischen Medizin empfohlene langjährige Therapie sinnvoll ist, wurde durch wissenschaftliche Studien bislang nicht untersucht. Da Sicherheitsbedenken gegen einen langfristigen Einsatz der Mistel bestehen, ist dieser nicht empfehlenswert.

Modifiziertes Zitruspektin

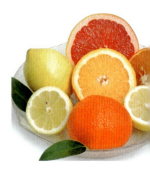

Substanz und Vorkommen
Zitruspektine sind komplexe Zuckerverbindungen aus der Schale und dem Fruchtfleisch von Zitrusfrüchten. Sie sind reich an so genannten Galactosiden, die sich an bestimmte Tumorzellen binden können. Modifizierte Zitruspektine (MCP) sind chemisch verändert, damit sie leichter resorbiert werden können.

Wie wirkt die Substanz?
Modifizierte Zitruspektine können verschiedene Stoffwechselwege der Tumorzelle beeinflussen, sodass es zu einem verminderten Zellwachstum, einer Verminderung der Metastasierung und einem Absterben von Tumorzellen kommt. Die günstige Wirkung der MCP konnte auch in verschiedenen Tierexperimenten belegt werden. Bisher wurde eine Untersuchung mit nur 13 Patienten mit Prostatakarzinom und ansteigendem Wert des Tumormarkers PSA veröffentlicht. Unter MCP konnte dieser Anstieg verlangsamt werden. Ob auch der Krankheitsverlauf beeinflusst wird, ist unbekannt.

> ### Was empfiehlt Ihr Arzt?
> Bevor modifizierte Zitruspektine für Tumorpatienten empfohlen werden können, sind unbedingt weitere Studien erforderlich. Beim Einsatz von Zitruspektinen muss beachtet werden, dass durch den Ballaststoffgehalt möglicherweise die Resorption anderer Medikamente verändert werden kann, sodass Rücksprache mit dem Arzt gehalten werden sollte.

Moosbeere, Cranberry
(Vaccinium macrocarpon)

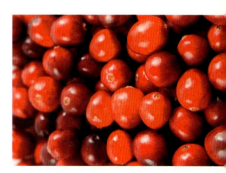

Substanz und Vorkommen
Cranberries (dt. Moosbeere) stammen aus Hochmooren im östlichen Nordamerika und sind eine Beerenstrauchart aus der Gattung der Heidelbeeren (*Vaccinium*). Sie enthalten Pflanzengerbstoffe (Catechine), wasserlösliche Pflanzenfarbstoffe (Flavone), zuckerähnliche Verbindungen (Glycoside), Fruchtzucker, Verbindungen der Hydroxyzimtsäure und der Ursolsäure und Proanthocyanidine.

Wie wirkt die Substanz?
Cranberrysaft wird in der modernen Pflanzenheilkunde zur Behandlung und Prävention von Infekten der Harnwege eingesetzt. Er enthält starke Antioxidanzien. Erste laborchemische Untersuchungen zeigen, dass er Tumorzellen am Wachstum hindern und den Zelltod auszulösen kann. Bisher liegen keine Tierexperimente oder Untersuchungen an Patienten vor, die diese positiven Wirkungen bestätigen. In einer einzigen Studie erhielten Patienten mit Prostatakrebs während einer Bestrahlung Cranberrysaft, um eventuell die Nebenwirkungen der Bestrahlung, insbesondere an der Harnblase zu vermindern. Es konnte allerdings kein positiver Effekt erzielt werden.

Was empfiehlt Ihr Arzt?
Cranberrysaft kann als gesunder Bestandteil der Ernährung und auch während einer Chemotherapie zum Schutz vor Blasenentzündungen eingesetzt werden. Allerdings sollte dies mit dem behandelnden Arzt abgesprochen werden, da Cranberries starke Antioxidanzien enthalten und diese die Wirkungen einiger Chemotherapien und auch einer Strahlentherapie abschwächen können.

Myrobalanen
(Terminalia)

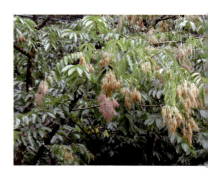

Substanz und Vorkommen
Die Myrobalanen-Bäume *Terminalia chebula*, *Terminalia bellirica* und *Terminalia horrida* gehören zur Gattung der Flügelsamengewächse, die vor allem im Nahen Osten und in Indien vorkommt. Ihre Blätter und Früchte sind in Form von Pulver Bestandteil der Volksmedizin. Extrakte aus Terminaliablättern oder Früchten enthalten verschiedene sekundäre Pflanzenstoffe.

Wie wirkt die Substanz?
Die Extrakte wirken stark antioxidativ und schützen hierdurch vor der Entwicklung von Tumorerkrankungen. Es ist allerdings noch nicht bekannt, inwieweit die Antioxidanzien aus verschiedenen volksmedizinischen Zubereitungen in den Körper aufgenommen werden und dort wirken.

Bisher liegen keine Untersuchungen vor, die sich mit der Fragestellung beschäftigt haben, ob Auszüge aus *Terminalia* auch bei der Bekämpfung von Tumorzellen erfolgreich eingesetzt werden können.

Was empfiehlt Ihr Arzt?
Derzeit kann ein Einsatz von Terminaliapräparaten als Medikament für Tumorpatienten nicht empfohlen werden.

N-Acetylcystein

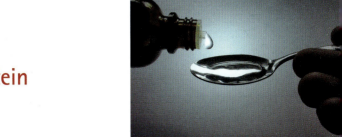

Substanz und Vorkommen
N-Acetylcystein ist in schleimlösenden Hustenmitteln enthalten und wird dort oft mit der Abkürzung NAC bezeichnet. Es ist ein wirksames Antioxidans. Es kann durch die Zellmembran in die Zelle eindringen und ist Baustoff von intrazellulärem Cystein und Glutathion, welche eine wichtige Rolle in der Entgiftung von Radikalen spielt.

Wie wirkt die Substanz?
In verschiedenen Tierexperimenten wurde die Entstehung und Größe bösartiger Tumoren durch Gabe von NAC verringert. Eine klinische Bestätigung dafür gibt es jedoch nicht. Eine Untersuchung zur Verhinderung der Metastasierung von Kopf-Hals-Tumoren erbrachte keine positiven Effekte.

Nebenwirkungen von N-Acetylcystein können Unwohlsein, Diarrhöen (Durchfälle), Übelkeit, Erbrechen, Erschöpfung, selten auch Blutdruckabfälle, anaphylaktische (heftige allergische) Reaktionen und Kopfschmerzen sein.

N-Acetylcystein

In der Wechselwirkung mit Nitroglycerin (in Mitteln gegen Angina pectoris enthalten) kann es zu ausgeprägten Blutdruckabfällen und Kopfschmerzen kommen.

In mehreren Laborexperimenten verminderte die Gabe von NAC die Wirksamkeit verschiedener Chemotherapiemittel deutlich. Allerdings zeigte eine erste Untersuchung, dass NAC die Resistenzentwicklung von Leukämiezellen gegen das Mittel Imatinib vielleicht verzögern kann.

Was empfiehlt Ihr Arzt?

Zusammenfassend scheint NAC als Antioxidans vor der Entwicklung von Tumoren schützen zu können. Dies ist aber auch durch eine ausreichende Aufnahme von Vitaminen im Rahmen einer gesunden Ernährung möglich. N-Acetylcystein kann die Wirkung von Chemotherapiemitteln verringern und sollte deshalb nicht als Bestandteil einer komplementären Therapie während einer Chemo- oder Strahlentherapie eingenommen werden.

Nachtschattengewächse
(Solanum)

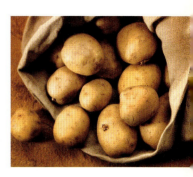

Substanz und Vorkommen
Zu den Nachtschattengewächsen (*Solanum*) gehören unterschiedliche Pflanzen in verschiedenen Regionen der Welt. Bei den meisten handelt es sich um Sträucher und Kräuter, selten kommen Baumarten vor. Bekannt sind die Kartoffel (*Solanum tuberosum*), die Aubergine (*Solanum melongena*) und die Tomate (*Solanum lycopersicum*).

Viele Nachtschattengewächse enthalten Gifte, in der Regel Alkaloide. Bekannt dafür ist insbesondere der Bittersüße Nachtschatten (*Solanum dulcamara*).

Wie wirkt die Substanz?
Es wurden Moleküle isoliert, die zum Absterben von Tumorzellen führen. Hierbei zeigen erste Laborexperimente, dass die Empfindlichkeit von Tumorzellen auf *Solanum* deutlich größer ist als die von gesunden Zellen. Aus diesem Grund wurden erste Tierversuche durchgeführt, die darauf hindeuten, dass einzelne dieser Substanzen in der Tumortherapie eingesetzt werden könnten. Weiterführende Untersuchungen und Studien an Patienten mit Tumorerkrankungen fehlen noch.

Was empfiehlt Ihr Arzt?
Zusammenfassend sind Nachtschattengewächse, z. B. Kartoffeln und Tomaten, gesunde Bestandteile der Ernährung. Da Nachtschattengewächse Gifte enthalten, sollten Extrakte nicht in Medikamentenform eingenommen werden.

Noni
(Morinda citrifolia)

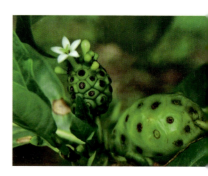

Substanz und Vorkommen
Der Noni-Frucht aus dem südasiatischen Raum werden verschiedene heilsame Wirkungen zugeschrieben. In Polynesien wird Noni bei Stoffwechselerkrankungen, Rheuma und Krebs verwendet.

Wie wirkt die Substanz?
Die wirksamen Inhaltsstoffe von Noni wurden bisher noch nicht weiter erforscht. Eindeutige Beweise für die Wirkung bei Erkrankungen des Menschen liegen bisher nicht vor.

Noni-Extrakt wirkt als Antioxidans und kann vielleicht die Erbsubstanz vor schädigenden und krebsauslösenden Substanzen schützen. Darüber hinaus unterstützt Noni-Extrakt verschiedene Funktionen des Immunsystems. Außerdem werden Wirkungen auf den Stoffwechsel von Tumorzellen diskutiert.

In Tierversuchen beeinflusste Noni-Extrakt die Wirkung verschiedener Chemotherapiemittel positiv. Diese interessanten Ergebnisse müssen in weiteren Untersuchungen bestätigt werden. Wissenschaftliche Untersuchungen zur Wirkung bei Patienten mit Krebserkrankungen stehen aus.

Einige Patienten erkrankten nach Einnahme von Noni an schweren Leberentzündungen; ob ein direkter Zusammenhang besteht, ist aber noch ungeklärt.

Was empfiehlt Ihr Arzt?
Zusammenfassend liegen derzeit noch nicht genügend Untersuchungsergebnisse vor, die die Einnahme von Noni-Extrakt durch Tumorpatienten begründen. Deshalb kann die Einnahme im Rahmen einer komplementären Therapie nicht empfohlen wurden.

Oleanolsäure

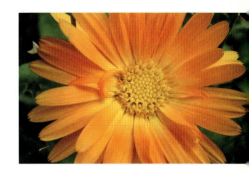

Substanz und Vorkommen
Oleanolsäure kommt in unterschiedlichen Pflanzen vor, z. B. in Nelken, Oliven, Zwiebeln, Knoblauch, Kamille, Benediktenkraut, Ringelblume, Weißdorn, Hopfen, Majoran, Melisse, Minze, Muskatnuss, Oleander, Basilikum, Salbei, Rosmarin, der Mistel und im Nachtkerzenöl.

Wie wirkt die Substanz?
Die Oleanolsäure ist ein Molekül, das Entzündungen hemmen kann. Es ist den Kaffeesäureestern verwandt. In einer ganzen Reihe von Laborexperimenten konnte gezeigt werden, dass Oleanolsäure und insbesondere eine synthetisch hergestellte Abwandlung (Abkürzung CDDO) das Wachstum von Tumorzellen verringern und zu ihrem Absterben (sog. Apoptose) führen kann.

Es liegen jedoch nur spärliche Daten aus Tierversuchen vor, die diese positiven Ergebnisse bestätigen. Die Substanz ist noch nicht gezielt an Tumorpatienten überprüft worden, sodass eine Aussage über ihre Wirksamkeit und ihre Nebenwirkungen nicht möglich ist.

> ### Was empfiehlt Ihr Arzt?
> Oleanolsäure kann derzeit nicht für den medikamentösen Einsatz in der Therapie von Tumorpatienten empfohlen werden. In einer gesunden Ernährung ist Oleanolsäure ein wertvoller Bestandteil.

Omega-3-Fettsäuren

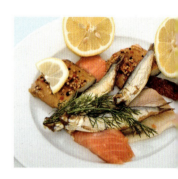

Substanz und Vorkommen
Fette enthalten neben den gesättigten auch ungesättigte Fettsäuren, wobei mehrfach ungesättigte Fettsäuren besonders gesund sind. In der Natur kommen mehrfach ungesättigte Fettsäuren vor allem in Pflanzen (Samen, Getreide und Sojabohnen) und Ölen (Lein- und Sojaöl) vor. Auch in tierischen Lebensmitteln sind sie enthalten, insbesondere in fetten Fischen wie Hering, Lachs und Makrele.

Wie wirkt die Substanz?
Ungesättigte Fettsäuren sind Energiespeicher, aber auch wichtige Bausteine der Zellmembran. Bei den ungesättigten Fettsäuren werden Omega-3- und Omega-6-Fettsäuren unterschieden. Nachdem zunächst über viele Jahre grundsätzlich ein gesundheitsfördernder Charakter von ungesättigten Fettsäuren Lehrmeinung war, bekamen in den letzten Jahren Omega-3-Fettsäuren zunehmend besondere Bedeutung. Omega-3-Fettsäuren haben antientzündliche Effekte; Entzündungsvorgänge sind an der Ausbreitung (Metastasierung) und der Bildung von Blutgefäßen zur Ernährung von Tumoren beteiligt. Aus diesem Grund könnten die antientzündlichen Fettsäuren das Wachstum und die Ausbreitung von Tumoren hemmen.

In zwei Untersuchungen ging der vermehrte Verzehr von Omega-3-Fettsäuren mit einer Verminderung des Prostatakarzinomrisikos einher. Weiterhin vermutet man eine günstige Auswirkung von Omega-3-Fettsäuren auf das Tumorwachstum und die ungewollte Gewichtsabnahme bei Tumorpatienten. In Laboruntersuchungen verminderten Omega-3-Fettsäuren das Wachstum von Tumoren, wirkten selektiv auf Tumorzellen (nicht auf normale Zellen) und förderten ihr Absterben. Außerdem unterstützen sie Wirkungen von Chemotherapiemitteln. Auch Tierversuche zeigten positive Ergebnisse, doch in einem Versuch führten Omega-3-Fettsäuren sogar zu einer erhöhten Metastasenzahl.

Durch ungesättigte Fettsäuren wird die Zusammensetzung der Zellmembran verändert, dadurch kann es zu einem verstärkten Eindringen von Zytostatika in die Tumorzelle kommen. Leider wurde dieser Effekt bisher nicht bei Patienten mit Tumorerkrankungen überprüft. Die gleichzeitige Gabe von Vitamin E kann diesen Effekt zunichte machen.

In einer Laboruntersuchung wurden Brustkrebszellen, die gegen Tamoxifen resistent waren, durch Gabe von Omega-3-Fettsäuren wieder empfindlich. Ob dies auch bei Patientinnen mit fortgeschrittenem Brustkrebs möglich ist, wurde bisher nicht geprüft.

Studien an Patienten mit einem starken Gewichtsverlust durch die Tumorerkrankung haben noch keine eindeutigen Ergebnisse gezeigt. Omega-3-Fettsäuren ersetzen nicht die ausreichende Kalorienzufuhr, können aber vermutlich zur Stabilisierung des Gewichtes beitragen.

Was empfiehlt Ihr Arzt?

Omega-3-Fettsäuren stellen einen sehr gesunden Bestandteil unserer Nahrung da. Fischmahlzeiten sollten häufiger auf dem Speiseplan stehen. Wer dies nicht verträgt, kann Kapseln mit Fischöl einnehmen. Sie ersetzen eine gegen den Tumor gerichtete Chemo- oder Strahlentherapie nicht, sie können aber komplementär verwendet werden.

Omega-6-Fettsäuren

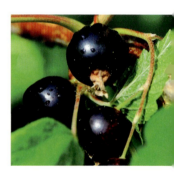

Substanz und Vorkommen
Omega-6-Fettsäuren gehören zu den ungesättigten Fettsäuren. Bekannte Vertreter sind Linolensäure und Linoleinsäure. Sie kommen in Milchprodukten und im Fleisch von Wiederkäuern vor. γ-Linolensäure ist auch in Nachtkerzenöl, grünem Gemüse und schwarzen Johannisbeeren enthalten.

Wie wirkt die Substanz?
Während vor einigen Jahren Omega-6-Fettsäuren als besonders gesunde Bestandteile in unserer Ernährung diskutiert wurden, ist dies in den letzten Jahren in Frage gestellt worden.

Durch ungesättigte Fettsäuren wird die Zusammensetzung der Zellmembranen verändert. Dies führt dazu, dass Tumorzellen weniger gut aus den primären Tumorknoten auswandern und an anderen Stellen ins Gewebe einwandern können. Hierdurch kann möglicherweise eine Metastasenbildung vermindert werden. Für konjugierte Linoleinsäure (CLA) und γ-Linolensäure liegen spezielle Befunde vor.

CLA hemmte im Laborexperiment das Wachstum von Tumorzellen und führt zu ihrem Absterben, ohne gesunde Zellen negativ zu beeinflussen. CLA wirkt auch als Antiöstrogen. In Laborexperimenten wurden hormonabhängige Brustkrebszellen durch CLA am Wachstum gehindert. Auch in Tierexperimenten konnte dieser positive Effekt bestätigt werden. Allerdings war in einer Studie eine erhöhte Nahrungsaufnahme von CLA mit einem leicht erhöhten Risiko für die Entwicklung von Brustkrebs verbunden.

γ-Linolensäure erhöht die Wirkung bestimmter Chemotherapiemitteln. Umgekehrt kann die Konzentration von platinhaltigen Chemotherapiemitteln in Tumorzellen vermindert werden. Weitere Untersuchungen dazu müssen folgen. Es gibt noch keine Studien an Patienten mit Tumorerkrankungen.

Was empfiehlt Ihr Arzt?

Zusammenfassend sind Omega-6-Fettsäuren als Bestandteil der Ernährung neutral zu bewerten. Vorsicht ist bei einem erhöhten Verzehr geboten, da mehrere Untersuchungen ein dadurch verstärktes Wachstum und eine zunehmende Metastasierung von Tumoren belegten. Aus diesem Grund können Nahrungsergänzungsmittel mit Omega-6-Fettsäuren allgemein nicht empfohlen werden. Ob für die verschiedenen Fettsäurearten, wie konjugierte Linolensäure und γ-Linolensäure, eine zusätzliche Zufuhr sinnvoll ist, ist unbekannt. Da Wechselwirkungen mit der Chemotherapie nicht ausgeschlossen werden können, sollten Omega-6-Fettsäuren nicht während dieser Behandlung eingenommen werden.

Oridonin

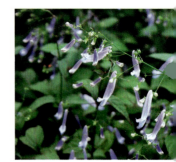

Substanz und Vorkommen
Oridonin kommt in dem Lippenblütler *Rabdosia rubescens* vor.

Wie wirkt die Substanz?
Der Substanz Oridonin werden antientzündliche, antibakterielle und antitumorale Effekte zugeschrieben. In der traditionellen chinesischen Phytotherapie wird *Rabdosia rubescens* zur Behandlung von Speiseröhrenkrebs eingesetzt.

In Laborexperimenten wurden einige Einflüsse von Oridonin auf Stoffwechselwege in der Tumorzelle nachgewiesen, die zu ihrem verminderten Wachstum und Absterben führen. Bisher gibt es nur ein einzelnes Tierexperiment, das eine Wirksamkeit von Oridonin bei Leukämien gezeigt hat.

> ### Was empfiehlt Ihr Arzt?
> Oridonin ist eine der spannenden, momentan in der Erforschung befindlichen Substanzen aus der Naturheilkunde. Der Einsatz von Oridonin sollte momentan jedoch nur im Rahmen von wissenschaftlichen Studien erfolgen.

PC-SPES/Prostasol®

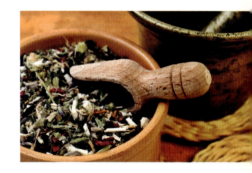

Substanz und Vorkommen

PC-SPES – neuerdings als Prostasol® vertrieben – ist ein Gemisch aus sieben chinesischen und einer europäischen Pflanze.

Die Wirksamkeit von PC-SPES wurde insbesondere gegen Prostatakarzinome erforscht. Die Pflanzenbestandteile von PC-SPES sind *Chrysanthemum mori folium* (Mum, Chu-hua), *Ganoderma lucidium* (Reishi-Mushroom, Ling zhi), *Glycyrrhiza glabra* (Süßholzwurzel), *Glycyrrhiza uralensis* (Licorice), *Isatis indigotica* Fort. (Dyers Woad, DaQing Ye), *Panax pseudo-ginseng* (San Qi), *Rabdosia rubescens* (Rubescens, Dong Ling Cao), *Scutellaria baicalensis georgi* (Baikal Skullcap, Huang-chin) und *Serenoa repens* (Sägezahnpalme).

Wie wirkt die Substanz?

Die Mischung enthält Pflanzenöstrogene. In Laborexperimenten hemmte PC-SPES sowohl hormonabhängige als auch -unabhängige Tumorzellen in ihrem Wachstum.

Die Vermarktung des Kombinationspräparates wurde gestoppt. Neben dem fehlenden Nachweis einer Wirksamkeit enthielten verkaufte Medikamente über mehrere Jahre unterschiedliche, medizinisch bedenkliche Beimischungen.

Es liegen bislang lediglich Beschreibungen vor, die einen Abfall des Tumormarker-Wertes zum Teil über mehrere Wochen anhaltend dokumentieren. Längere Nachbeobachtungen fehlen jedoch. Ob die Veränderung des Tumormarkers auch mit einem günstigen Krankheitsverlauf einhergeht, ist nicht veröffentlicht worden. Bei anderen Tumorzellarten verminderte PC-SPES in Laborexperimenten Stoffwechselvorgänge, die das Tumorwachstum fördern. Ob sich hieraus eine Wirksamkeit gegenüber Tumoren beim Menschen ableitet, ist noch unbekannt.

Berichtete Nebenwirkungen von PC-SPES sind schmerzhafte Schwellungen der Brust, Störungen des Sehvermögens, verminderte Libido, vorübergehende Beschwerden im Magen-Darm-Bereich, wie Durchfall und Oberbauchbeschwerden. Selten wurden Lungenembolien, tiefe Beinvenenthrombosen, oberflächliche Venenentzündungen, Ödembildungen und allergische Reaktionen beschrieben. Ein Einzelfallbericht beschreibt eine Blutung im Bauchraum.

Aufgrund der kombinierten Zusammensetzung aus acht Pflanzen sind zahlreiche Wechselwirkungen möglich. Hierzu gehören die Wirkungsaufhebung von blutdrucksenkenden Mitteln, wassertreibenden Mitteln und bestimmten Psychopharmaka, die Erhöhung der Effekte von Cortisonpräparaten sowie die Erhöhung der Nebenwirkungen von Digoxin. Auch eine Wechselwirkung mit antihormonellen Medikamenten ist aufgrund der Östrogenaktivität denkbar.

Was empfiehlt Ihr Arzt?

Zusammenfassend stellt PC-SPES bzw. Prostasol® kein alternatives Medikament für Patienten mit Prostatakarzinom dar. Ob einzelne enthaltende Pflanzen im Rahmen eines komplementären Konzeptes für Tumorpatienten empfohlen werden können, muss näher erforscht werden.

Perillylalkohol

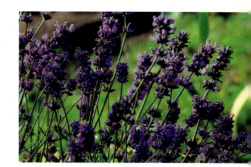

Substanz und Vorkommen
Perillylalkohol kommt als sekundärer Pflanzenstoff in zahlreichen Pflanzen vor, in hohen Konzentrationen u. a. in der Haut von Orangen und im Lavendel.

Wie wirkt die Substanz?
Perillylalkohol ist ein Monoterpen. In Laboruntersuchungen schützte Perillylalkohol vor der Entwicklung von Tumoren und war in der Lage, Tumorzellen am weiteren Wachstum zu hindern. Perillylalkohol unterbindet mehrere Stoffwechselschritte in der Tumorzelle und führt somit zu ihrem Absterben.

Mehrere Arbeitsgruppen in den USA haben Perillylalkohol bei Tumorpatienten eingesetzt. Keine dieser Untersuchungen konnten jedoch die positiven Erwartungen aus den Laborexperimenten bestätigen. Bei allen Patienten kam es zu einem Fortschreiten der Erkrankung. Außerdem brachen relativ viele Patienten die Therapie wegen Nebenwirkungen, insbesondere Übelkeit und Erbrechen, aber auch starker Erschöpfung ab.

Was empfiehlt Ihr Arzt?
Trotz der positiven Ergebnisse im Laborexperiment scheint Perillylalkohol in medikamentöser Form bei Patienten keine positive Beeinflussung des Krankheitsverlaufes zu bewirken.

Polyerga®

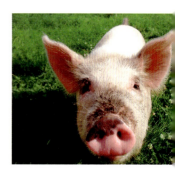

Substanz und Vorkommen
Polyerga® wird aus der Milz von Schweinen hergestellt und besteht aus kleinen Eiweißmolekülen.

Wie wirkt die Substanz?
Die Substanz wird gespritzt, um während einer Chemotherapie Nebenwirkungen abzuschwächen und insbesondere die Immunzellen zu stabilisieren. Gleichzeitig soll die Wirksamkeit einer Chemotherapie verstärkt werden.

Bisher wurden nur sehr wenige Labor- und tierexperimentelle Untersuchungen veröffentlicht, die diese Wirkungen überprüften. Eine klinische Studie an 40 Patienten mit Kopf-Hals-Tumoren zeigte eine Stabilisierung der für die Abwehr wichtigen Lymphozyten während der Chemotherapie. Positiv waren auch Auswirkungen auf das Gewicht und die Erschöpfung der Patienten. Zu den Therapieergebnissen bezüglich des Tumorwachstums wurden keine Angaben gemacht.

Was empfiehlt Ihr Arzt?
Zusammenfassend ist Polyerga® ein interessanter Therapieansatz. Allerdings ist eine einzelne Studie nicht ausreichend, um dieses Medikament zu empfehlen.

Probiotika

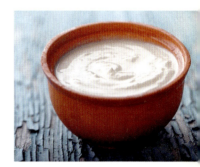

Substanz und Vorkommen
Unter Probiotika fasst man Nahrungsergänzungsmittel und Medikamente zusammen, die Keime der natürlichen Flora des Darmes enthalten. Probiotika sind lebende Mikroorganismen, die aus speziell gezüchteten Stämmen hergestellt werden. Zu den Probiotika gehören Lacto- und Bifidobakterien.

Wie wirkt die Substanz?
Der Darm enthält zahlreiche Immunzellen und hat eine wichtige Funktion im Immunsystem. Probiotika werden eingesetzt, um die natürliche Darmflora aufzubauen bzw. zu stabilisieren. Das natürliche Gleichgewicht zwischen verschiedenen Bakterienstämmen im Darm trägt zur normalen Darmfunktion bei. Ob Probiotika auch präventive und sogar antitumorale Wirkungen haben, wird diskutiert.

In Tierexperimenten kam es durch die Gabe von Probiotika seltener zur Entwicklung von Darmkrebs. Bei Patienten mit Harnblasenkrebs wurde die Zeit bis zum Wiederauftreten der Krankheit verlängert. Die Rate der Rückfälle wurde nicht beeinflusst.

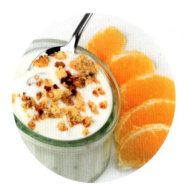

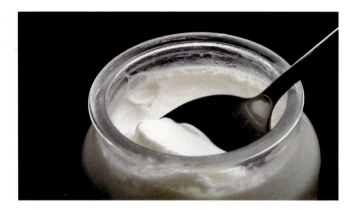

Was empfiehlt Ihr Arzt?

Zusammenfassend könnte der Einsatz von Probiotika einen interessanten komplementären Ansatz darstellen. Vor einer Empfehlung sind jedoch weitere Untersuchungen wichtig, insbesondere zu den Effekten verschiedener Bakterienstämme auf verschiedene Tumorerkrankungen.

Für Patienten mit geschwächtem Immunsystem (z. B. nach Transplantation oder Hochdosis-Chemotherapie) sind diese Präparate nicht geeignet. Auf Wunsch des Patienten spricht sonst nichts gegen eine komplementäre Therapie mit Probiotika, die allerdings eine reguläre Therapie gegen den Tumor nicht ersetzen kann.

Propolis

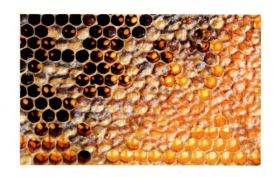

Substanz und Vorkommen
Propolis ist ein Bienenprodukt. Es entsteht, wenn die Pollen unterschiedlicher Bäume mit Sekreten der Speicheldrüse und Bienenwachs vermischt werden. Propolis besteht zu 8,4 % aus Protein, zu 4,2 % aus Quercetin, verschiedenen Kohlenhydraten (Sacchariden) und ätherischen Ölen.

Wie wirkt die Substanz?
Propolis werden in der Selbstmedikation hohe gesundheitsfördernde und heilende Kräfte zugesprochen. Es schützt Haut und Schleimhäute vor Entzündungen und Infektionen mit Bakterien, Viren und Pilzen.

Laborexperimente zeigen, dass Propolis eine starke Wirkung gegen Tumorzellen entfaltet und die Aktivität der Killerzellen (spezielle Typen von weißen Blutkörperchen) erhöht. Tierversuche ergaben widersprüchliche Resultate. Zum Einsatz von Propolis bei Patienten mit Tumorerkrankungen liegen noch keine wissenschaftlichen Untersuchungen vor.

> **Was empfiehlt Ihr Arzt?**
> Eine abschließende Bewertung von Propolis für Tumorpatienten ist derzeit noch nicht möglich. Aufgrund der tierexperimentellen Daten sollten Patienten während einer Chemotherapie Propolis vorerst nicht einnehmen. Nach Abschluss der Therapie bestehen keine Bedenken gegen die Einnahme, wenn ein Patient dies wünscht.

Proteaseinhibitoren

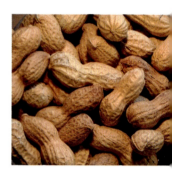

Substanz und Vorkommen
Proteaseinhibitoren finden wir in der Soja- und Mungobohne, Gartenerbse, Erdnuss, Kartoffel sowie in Reis, Mais, Hafer und Weizen. Sie bestehen aus Vielfacheiweißen, die meist 100–200 Aminosäuren enthalten.

Wie wirkt die Substanz?
Ihre gemeinsame Eigenschaft besteht darin, dass sie die Aktivität bestimmter Enzyme (Proteasen) hemmen können. In verschiedenen Untersuchungen schützten Proteaseinhibitoren vor der Entwicklung von Tumorzellen und verlangsamten deren Wachstum. Erste Tierversuche bestätigten die tumorhemmende Wirkung der Proteaseinhibitoren. Leider liegen noch keine Untersuchungen an Patienten vor, sodass eine Aussage über die Wirksamkeit bei Tumorerkrankungen noch nicht möglich ist.

> ### Was empfiehlt Ihr Arzt?
> Die Aufnahme von Proteaseinhibitoren z. B. mit sojahaltiger Ernährung ist sicherlich positiv zu bewerten. Derzeit besteht keine Begründung für den Einsatz in Nahrungsergänzungsmitteln.
>
> Hinweis: Prote**ase**inhibitoren dürfen **nicht** mit den modernen Prote**asom**inhibitoren verwechselt werden!

Quercetin

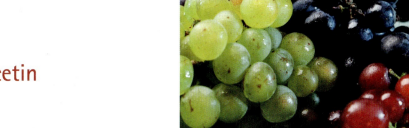

Substanz und Vorkommen

Quercetin ist ein gelber Farbstoff, der in vielen Pflanzen vorkommt. In relativ hohen Konzentrationen findet sich Quercetin in Äpfeln, aber auch in Weintrauben und hier vor allem in den Traubenschalen, sodass der Gehalt in Rotwein hoch ist. Auch Brokkoli, grüne Bohnen und Zwiebeln enthalten Quercetin. Durch das Schälen von Obst und Gemüse nimmt der Gehalt an Quercetin deutlich ab. Quercetin wurde auch in Heilpflanzen wie Ginkgo und Johanniskraut und verschiedenen Teesorten nachgewiesen. Es gehört zur Gruppe der wasserlöslichen Farbpigmente.

Wie wirkt die Substanz?

Zur Fähigkeit des Körpers, Quercetin aufzunehmen, liegen nur wenige Daten vor. Eine ausreichende Resorption aus dem Dünndarm ist wahrscheinlich. Aufgrund der hohen Bindung an das körpereigene Eiweiß Albumin liegt jedoch nur ca. 1% des Quercetins in freier und wirksamer Form im Blut vor. Quercetin wird zum größten Teil in der Leber abgebaut, was die Wirksamkeit in den Zellen weiter vermindert.

Die meisten Laborexperimente wurden mit einer ungebundenen Form des Quercetins, dem so genannten Aglycon, durchgeführt. Im Blut zirkuliert jedoch eine gebundene Form, sodass eine Übertragung der Ergebnisse von Laborexperimenten auf tatsächlich stattfindende Stoffwechselvorgänge im Menschen nicht möglich ist.

Quercetin hat antientzündliche und antioxidative Eigenschaften. Im Laborexperiment zeigt es Aktivitäten, die das Wachstum von Tumorzellen vermindern und zu deren Absterben (sog. Apoptose) beitragen können. Im Tierversuch konnte die Entwicklung von bösartigen Tumoren ebenfalls verhindert werden.

In mehreren Laborexperimentne unterstützte Quercetin die Wirkung bestimmter Chemotherapiemittel. Tumorzellen, die gegen Chemotherapien resistent geworden sind, wurden wieder sensibel und die Nebenwirkungen einiger Chemotherapiemittel wie Cisplatin und Anthrazykline (z. B. Doxorubicin, Epirubicin) an der Niere bzw. am Herzmuskel wurden vermindert.

Quercetin kann zur Veränderung der Erbsubstanz (DNA) führen. In einigen Untersuchungen konnte Quercetin Tumoren hervorrufen. Zur Therapie von Tumoren beim Menschen mit Quercetin liegen keine Untersuchungen vor. Die höher dosierte intravenöse Anwendung kann zu erheblichen Nierenschädigungen führen. Außerdem bestehen Wechselwirkungen mit bestimmten Medikamenten. Die Wirkung bestimmter Antibiotika, so genannter Gyrasehemmer, kann deutlich herabgesetzt werden.

Was empfiehlt Ihr Arzt?

Zusammenfassend ist Quercetin eine für die Krebstherapie hochinteressante, aber nach heutigem Wissen noch nicht eindeutig zu bewertende Substanz. Ihre Aufnahme im Rahmen einer gesunden Ernährung ist positiv zu bewerten. Von einer zusätzlichen Einnahme in Form von Nahrungsergänzungsmitteln muss eher abgeraten werden, da nicht bekannt ist, ob wirksame Konzentrationen im Blut erreicht werden und da bei hohen Konzentrationen Sicherheitsbedenken bestehen. Da Quercetin möglicher Auslöser für eine Tumorentwicklung sein kann, wird im Umgang mit dieser Substanz zur Vorsicht geraten.

Resveratrol

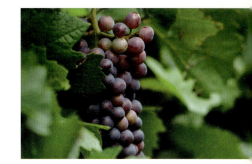

Substanz und Vorkommen
Resveratrol kommt in unterschiedlichen Pflanzen vor, vor allem in Weintrauben, Beeren und Erdnüssen. Durch den Herstellungsprozess findet sich Resveratrol in höheren Konzentrationen in Rotwein.

Wie wirkt die Substanz?
Resveratrol ähnelt als Molekül in seinem Aufbau den natürlichen Geschlechtshormonen. Es wirkt als Antioxidans und hat antientzündliche Eigenschaften.

In zahlreichen Laboruntersuchungen wirkte Resveratrol wachstumshemmend auf unterschiedliche Tumorzellarten. Darüber hinaus führte es zur Aktivierung von Stoffwechselwegen, die zum Absterben der Tumorzellen (sog. Apoptose) führen.

Resveratrol kann bereits in sehr niedrigen Konzentrationen wirksam sein. Dies bezieht sich insbesondere auf Untersuchungen an hormonabhängigen Tumorzellen, wie Hormonrezeptor-positiven Mammakarzinomzellen und androgensensiblen Prostatakarzinomzellen. Dabei ist zu beachten, dass Resveratrol in Abhängigkeit von der Konzentration am Rezeptor sowohl aktivierend als auch hemmend wirkt. Aus diesem Grund könnte Resveratrol bei hormonabhängigen Tumoren auch negative Wirkungen haben.

In mehreren Laborexperimenten verstärkte Resveratrol sowohl die Wirkung einer Chemotherapie als auch die einer Bestrahlung. Bei einigen Chemotherapiemitteln kann es zu einer Wirkungsabschwächung kommen, doch auch hier müssen weitere Forschungen folgen. Wissenschaftlich gut durchgeführte Studien zur Wirkung von Resveratrol in der Prävention oder in der Therapie von Tumorpatienten liegen bisher nicht vor.

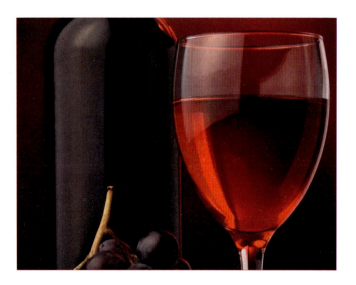

Was empfiehlt Ihr Arzt?

Zusammenfassend stellt Resveratrol eine der interessantesten Substanzen für Tumorpatienten dar. Im Rahmen der gesunden Ernährung ist Resveratrol positiv zu bewerten. Als zusätzliches Nahrungsergänzungsmittel während einer Chemotherapie kann es derzeit allerdings noch nicht empfohlen werden, da auch die wirkungsaufhebende Einflüsse möglich sind. Patienten mit hormonabhängigen Tumoren sollten Resveratrol bis zur weiteren Abklärung nicht in höheren Mengen zu sich nehmen, da eine Wachstumsverstärkung des Tumors nicht ausgeschlossen werden kann.

Rooibos
(Aspalathus linearis)

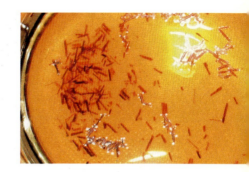

Substanz und Vorkommen
Rooibos („Rotbusch") ist ein niedriger Strauch mit Wuchs bis zu einem Meter Höhe, und ist eine in Südafrika vorkommende Hülsenfrucht.

Eine Tasse Rotbuschtee enthält Eisen, Fluor, Kalium, Kalzium, Kupfer, Magnesium, Mangan und Zink in jeweils sehr geringen Dosierungen, außerdem aromatische Öle.

Wie wirkt die Substanz?
Rooibos enthält starke Antioxidanzien und ist u.a. reich an Vitamin C. Ob dies auch im Tee enthalten ist, ist unklar. Rooibos-Tee wird in der südafrikanischen Medizin der Ureinwohner verwendet. Als Genussmittel kommt der Tee in fermentierter Form in den Handel.

In ersten Labor- und Tierexperimenten schützte Rooibos-Tee möglicherweise vor der Entwicklung von Tumoren bzw. beeinflusste bereits bestehende Tumorerkrankungen positiv. Untersuchungen an Patienten mit Krebserkrankungen liegen bisher nicht vor.

> ### Was empfiehlt Ihr Arzt?
> Bei Chemo- oder Strahlentherapien, die über Radikalbildung im Körper wirken, sollte ein übermäßiger Genuss von Rooibos-Tee wegen der enthaltenen Antioxidanzien vermieden werden. Das Trinken von Rooibos-Tee kann eine gegen den Tumor gerichtete spezielle Therapie nicht ersetzen. Rooibos-Tee ist aber auch für Tumorpatienten ein gesundes Getränk.

Rutin

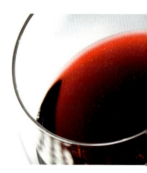

Substanz und Vorkommen
Rutin kommt in Rotwein, Tee (grün und schwarz), Kakaopulver, Knoblauch, Himbeeren, Pfefferminz, Eukalyptus, Buchweizen, Fenchel, Johanniskraut und Erdmandeln vor. Es ist ein sekundärer Pflanzenstoff aus der Gruppe der Flavonoide.

Wie wirkt die Substanz?
Rutin hat eine gefäßstärkende Wirkung und wird deshalb in der Naturheilkunde bei Venenerkrankungen eingesetzt. Es ist außerdem schwach bakterizid (bakterienabtötend) und virozid (virenabtötend).

Labor- und Tierexperimente zeigten, dass Rutin vor der Entwicklung von Tumoren schützen, außerdem den Stoffwechsel von verschiedenen Tumorzellarten stören und zum Zelltod beitragen kann.

Weiterhin schützt Rutin vor den Nebenwirkungen einiger Chemotherapiemittel. Dies konnte jedoch bisher beim Menschen nicht belegt werden. Vorsicht vor der medikamentösen Einnahme von Rutin während einer Chemotherapie ist geboten, da zumindest ein Experiment zeigte, dass Rutin die Wirkung der Chemotherapie abschwächen kann. In einem Tierexperiment nahm die Anzahl der Metastasen unter Rutin sogar zu.

> ### Was empfiehlt Ihr Arzt?
> Als Bestandteil der Nahrung ist Rutin einer der positiven sekundären Pflanzenstoffe. Höhere Dosierungen scheinen bei Tumorpatienten auch negative Auswirkungen haben zu können. Insbesondere während einer Chemotherapie ist die Einnahme von Nahrungsergänzungsmitteln mit Rutin nicht zu empfehlen.

Saikosaponine

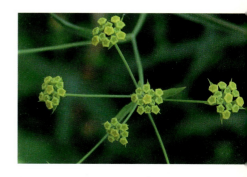

Substanz und Vorkommen
Saikosaponine werden aus der in Mitteleuropa und China vorkommenden Pflanze *Bupleurum falcatum* (*Umbelliferae*) – dem Sichelblättrigen Hasenohr – gewonnen und sind in verschiedenen chemischen Verbindungen bekannt.

Wie wirkt die Substanz?
Saikosaponine werden in der traditionellen chinesischen Medizin das Immunsystem stärkende, virenhemmende, die Leber schützende und tumorhemmende Eigenschaften zugeschrieben.

Die Saikosaponin-Verbindungen A und D hemmen bestimmte Stoffwechselvorgänge in Tumorzellen und führen zu deren Absterben. Saikosaponin C fördert die Durchblutung von Tumorknoten und könnte dadurch zu einem raschen Fortschreiten der Erkrankung beitragen. Dies sind Resultate aus vereinzelten Laborexperimenten an Zellkulturen.

Untersuchungen am Tiermodell oder gar bei tumorerkrankten Patienten liegen bisher nicht vor.

Was empfiehlt Ihr Arzt?
Die Einnahme von Saikosaponinen kann derzeit für Tumorpatienten nicht empfohlen werden.

Schlafbeere
(Withania somnifera)

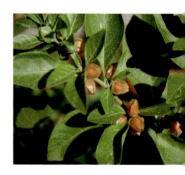

Substanz und Vorkommen
Withania somnifera stammt aus Indien, dem Mittelmeerraum und dem Nahen Osten. Sie ist Bestandteil der ayurvedischen Pflanzentherapie und auch unter dem Namen „Indischer Ginseng" bekannt. Ihr werden beruhigende und allgemein stärkende Wirkungen zugesprochen.

Wie wirkt die Substanz?
Withania hat antientzündliche Eigenschaften und wird bei Muskel- und Gelenkbeschwerden eingesetzt. Im Tierversuch schützte *Withania* vor der Auslösung von Lungentumoren und stabilisierte das Immunsystem. Es war hier auch direkt gegen bestimmte Tumoren wirksam, jedoch mussten so hohe Konzentrationen eingesetzt werden, dass einige Tiere an der Medikation verstarben. *Withania* schwächt die Nebenwirkungen von Chemotherapiemitteln ab; ob dies auch für deren Wirksamkeit zutrifft, ist unklar. Die Wirkung von Strahlentherapien konnte im Tierversuch verbessert werden. *Withania* wurde bisher noch nicht in wissenschaftlichen Untersuchungen zur Behandlung von Tumorpatienten untersucht.

> ### Was empfiehlt Ihr Arzt?
> Zusammenfassend liegen für *Withania somnifera* nicht genügend Untersuchungen vor, um ihre Wirksamkeit und Unbedenklichkeit als Medikament bei Tumorpatienten zu belegen. Aufgrund der im Tierexperiment beschriebenen tödlichen Ausgänge ist *Withania* nicht für die Selbstmedikation geeignet.

Schlangengift

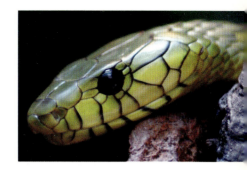

Substanz und Vorkommen
Schlangengifte werden aus verschiedenen Schlangenarten „gezapft". Einige dieser Substanzen sind hochgiftig. Sie bestehen aus einer komplexen Mischung von Enzymen und Eiweißstoffen.

Wie wirkt die Substanz?
Schlangengift wird als Medikament in der Ayurveda, Homöopathie und verschiedenen ethnischen Medizinen verwendet. Es löst Zellen und Gewebe auf.

Aufgrund der zellabtötenden Wirkung wurden Schlangengifte in mehreren Laborexperimenten hinsichtlich ihrer Effekte gegen Tumorzellen getestet. Schlangengifte verhindern insbesondere das Auswandern von Tumorzellen aus dem ursprünglichen Tumorknoten in das umgebende Gewebe und die Blutgefäße und können dadurch die Metastasierung verringern. Dies wurde in ersten Tierstudien bestätigt. Wissenschaftliche Untersuchungen zur Wirksamkeit beim Menschen liegen bisher nicht vor. Zwei erste klinische Studien zur Dosisfindung zeigten, dass Schlangengift in wirksamen Dosierungen auch eine hohe Giftigkeit hat.

Cilengitid, die Weiterentwicklung eines natürlichen Schlangengiftes, wird derzeit zu einem Chemotherapiemittel ausgebaut.

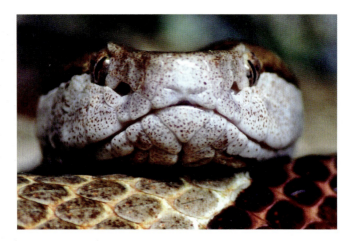

Was empfiehlt Ihr Arzt?
Bisher liegen keine Zubereitungen vor, die eine sichere Anwendung dieser interessanten Substanzen erlauben. Die von manchen Herstellern angebotenen Präparate haben deshalb entweder Dosierungen, die keine Wirksamkeit erwarten lassen oder können potenziell auch gefährliche Nebenwirkungen nach sich ziehen. Von einer Anwendung ist daher abzuraten.

Scutellaria
(Scutellaria baicalensis)

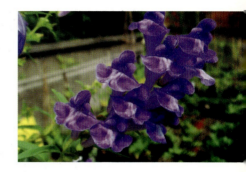

Substanz und Vorkommen
Die zu den Helmkräutern gehörende *Scutellaria baicalensis* kommt im asiatischen Raum vor und ist Bestandteil der traditionellen chinesischen Medizin. *Scutellaria baicalensis* ist in PC-SPES enthalten. Die Pflanze ist reich an sekundären Pflanzenstoffen (Flavonoiden).

Wie wirkt die Substanz?
In der traditionellen koreanischen Medizin wird *Scutellaria barbata* unter dem Namen Ban-Ji-Ryun als antientzündliches und das Tumorwachstum hemmendes Medikament eingesetzt. In der chinesischen Medizin lautet der Name Ban-Zhi-Lian.

Der Pflanzenextrakt und die einzelnen Wirkstoffe Wogonin, Baicalin und Bacalein hemmen verschiedene Mechanismen, die zum Wachstum der Tumorzellen beitragen. Außerdem fördern sie Stoffwechselwege, die zum Absterben der Tumorzellen führen.

Das Wachstum von Prostatakarzinomzellen im Reagenzglas und in Tierexperimenten konnte gehemmt werden. Bisher liegen keine wissenschaftlichen Untersuchungen an Patienten mit Prostatakarzinomen vor.

Was empfiehlt Ihr Arzt?
Scutellaria, Wogonin und Baicalin sind für die Tumortherapie interessante Substanzen, die derzeit weiter erforscht werden müssen. Für Patienten kann momentan eine Einnahme nicht empfohlen werden, da über die Wirksamkeit zu wenig und über mögliche Nebenwirkungen nichts bekannt ist.

Selen

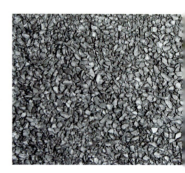

Substanz und Vorkommen
Selen kommt in der Natur in verschiedenen organischen und anorganischen Verbindungen vor.

Wie wirkt die Substanz?
Selen ist ein lebensnotwendiges Spurenelement. Es beeinflusst verschiedene Enzyme im Körper. Hierzu gehören insbesondere Enzyme, die für die Entgiftung schädigender Substanzen und deren Ausscheidungen zuständig sind. Ob die in der Natur in verschiedenen organischen und anorganischen Verbindungen vorkommenden Formen gleich wirksam sind oder eine zu bevorzugen ist, ist noch umstritten.

In der Tumortherapie werden für Selen verschiedene Wirkungen angenommen: eine schützende Wirkung vor der Entstehung von Tumoren, eine Hemmung des Wachstums von Tumorzellen, die Einleitung des programmierten Zelltodes von Tumorzellen (sog. Apoptose) und eine Hemmung der Durchblutung von Tumoren.

Selen hat Einfluss auf die Differenzierung und das Wachstum von Zellen und auf die Kontrolle der Zellteilung. Erst sehr hohe Dosierungen führen den programmierten Zelltod herbei, können aber auch giftige Auswirkungen haben.

Die Wirkung von Selen im menschlichen Körper ist vermutlich dosisabhängig. Dosierungen in Höhe der normalen Nahrungszufuhr wirken antioxidativ, höhere Dosierungen führen zu einer Verbesserung der Immunantwort. Selenmangel kann zu einer verminderten Aktivität von Killerzellen (spezielle Formen von weißen Blutkörperchen) führen, die eine wichtige Aufgabe in der Tumorabwehr haben. Höher dosierte Selengaben führen zu einer Verbesserung der Aktivität von natürlichen Killerzellen und anderen an der Tumorabwehr beteiligten Zellen.

Bei verschiedenen bösartigen Tumoren wurden verminderte Selenspiegel der Patienten festgestellt (Brustkrebs, nicht kleinzelliger Lungenkrebs, Darmtumoren, Magentumoren, gynäkologische Tumoren, Kopf-Hals-Tumoren und Prostatakrebs). Die Konzentration von Selen im Blut hat eine Bedeutung für Krebspatienten, wie erste Untersuchungen zeigen. Niedrige Selenspiegel bei Diagnosestellung waren in einigen Fällen ein Hinweis für einen schlechteren Krankheitsverlauf. Bisher wurde nicht untersucht, ob die gezielte Selengabe in diesen Fällen die Therapie günstig beeinflussen kann.

Selen beeinflusst Enzyme, die an der Verstoffwechselung von Medikamenten beteiligt sind. Hierdurch können theoretisch Wechselwirkungen zwischen Selen und Medikamenten entstehen, über die wir noch wenig wissen. Zahlreiche Laborexperimente belegen eine Wirksamkeitssteigerung der Chemotherapeutika durch Selen. Hierzu gehören 5-Fluorouracil, Oxaliplatin und Irinotecan sowie Adriamycin und Taxol®. Diese Daten konnten im Tierversuch bestätigt werden. Auch die Wirksamkeit einer Strahlentherapie kann Laborexperimenten zufolge möglicherweise erhöht werden. Selen kann die Nebenwirkungen der Chemo- und Strahlentherapie abschwächen. Es vermindert die nierenschädigende Wirkung von Cisplatin, ebenso die herzmuskelschädigende Wirkung von Anthracyclinen. Möglicherweise trägt Selen auch zur Stabilisierung des Blutbildes während einer Chemotherapie bei.

In verschiedenen Untersuchungen besserten sich Ödeme. Dies gilt sowohl für die Entstehung von Ödemen unter einer Strahlentherapie als auch für Lymphödeme nach Operationen.

Der gezielte Einsatz von Selen wird aber nicht einheitlich empfohlen, da einzelne Untersuchungen ein verbessertes Überleben von Karzinomzellen durch Hinzugabe von Selen im Laborexperiment ergeben. In sehr hohen Dosierungen kommt es zu einer Vergiftung mit Selen, zu Übelkeit, Erbrechen und Gewichtsverlust sowie zu einer vermehrten Erregbarkeit.

Die langfristige Einnahme höherer Selenmengen kann möglicherweise das Risiko für eine Blutzuckererkrankung erhöhen. In einer Untersuchung bei Patienten mit Prostatakrebs führte Selen zwar zu einem selteneren Auftreten von Tumoren, die sich entwickelnden Tumoren waren aber aggressiver.

Was empfiehlt Ihr Arzt?

Zusammenfassend ist Selen ein wesentliches Spurenelement mit einer hohen Bedeutung für Tumorpatienten. Neben dem Schutz vor der Entwicklung eines Tumors kann Selen auch zu seiner Bekämpfung beitragen. Selen kann zur Prävention (25–50 µg täglich) empfohlen werden. Eine Einnahme während einer Chemo- oder Strahlentherapie sollte mit dem Arzt besprochen werden.

Die Dosierungen zur Abschwächung von Nebenwirkungen sind noch unklar. Oft werden 200–300 (bis 1 000) µg täglich empfohlen. Diese hohen Dosierungen dürfen längerfristig nicht ohne Kontrolle der Blutspiegel eingenommen werden, da es auch zu Vergiftungen kommen kann!

Sojasaponine

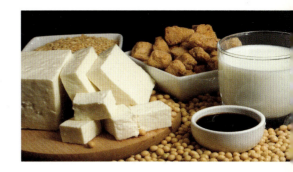

Substanz und Vorkommen
Sojasaponine sind sekundäre Pflanzenstoffe, die unter anderem in Soja, aber auch in Alfalfa, Klee, Lupinen und weiteren Gemüsesorten vorkommen. Sie gehören zu einer Gruppe von Molekülen mit unterschiedlichen chemischen Strukturen.

Wie wirkt die Substanz?
Für einige Sojasaponine liegen erste Forschungsergebnisse vor, die eine Hemmung des Wachstums von Tumorzellen belegen. Da Sojasaponine das Wachstum hormonsensibler Mammakarzinome verstärken können, sollten Frauen mit Brustkrebs sie nicht als zusätzliche Medikamente einnehmen.

> #### Was empfiehlt Ihr Arzt?
> Es sind weitere Forschungen nötig, bevor ein medikamentöser Einsatz einzelner Sojasaponine empfohlen werden kann.

Spirulina

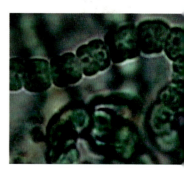

Substanz und Vorkommen

Spirulina gehört zu den Cyanobakterien. Es ist ein mehrzelliges Bakterium, das Chlorophyll, also grüne Pflanzenpigmente enthält. *Spirulina* kommt im alkalischen Wasser von Salzseen vor und wird traditionell z. B. im Tschad als Nahrungsmittel genutzt.

Getrocknete Präparate von *Spirulina* enthalten einen hohen Anteil an Protein, etwas weniger Kohlenhydrate und Fette sowie 5–10 % Mineralstoffe. In den Proteinen sind alle bekannten essenziellen Aminosäuren enthalten, außerdem β-Carotin, B-Vitamine und Vitamin E, Kalzium, Eisen und Magnesium.

Wie wirkt die Substanz?

Extrakte aus *Spirulina* werden zur Prävention der Entstehung von Krebserkrankungen eingesetzt. In verschiedenen Labor- und Tierexperimenten konnte gezeigt werden, dass die Extrakte Stoffwechselwege in der Zelle aktivieren, die zur Entgiftung beitragen und die Neubildung von Krebs vermindern.

Spirulina-Extrakt vermindert die Schädigung der Blutbildung durch eine Chemotherapie oder Bestrahlung und die Schädigung der Niere durch das Chemotherapiemittel Cisplatin. Laboruntersuchungen zeigen dabei keine Verminderung der Wirksamkeit auf die Tumorzellen. Das ist jedoch bisher im Tierexperiment nicht bestätigt worden.

Wissenschaftliche Untersuchungen zur Beeinflussung der Tumorerkrankung bzw. zum gleichzeitigen Einsatz mit Chemotherapie oder Bestrahlung bei Patienten wurden bisher nicht durchgeführt.

Unklar ist die Auswirkung der Aktivitätsminderung wichtiger Stoffwechselenzyme in der Leber. Aus diesem Grund ist die Einnahme von *Spirulina* gleichzeitig mit anderen Medikamenten problematisch. In einigen *Spirulina*-Extrakten wurde ein hoher Gehalt von Schadstoffen (Pestizide, Schwermetalle) nachgewiesen.

Was empfiehlt Ihr Arzt?
Zusammenfassend ist derzeit die Einnahme von *Spirulina* nicht zu empfehlen, da der Nachweis der positiven Wirkung beim Tumorpatienten aussteht und die Sicherheit der Einnahme nicht eindeutig belegt ist.

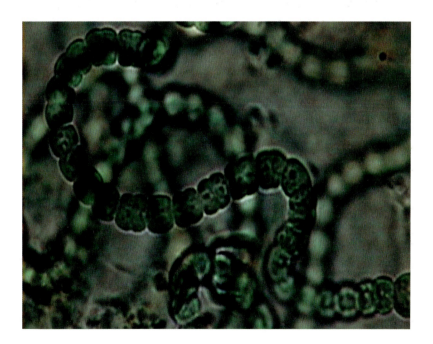

Squalen

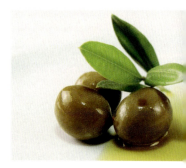

Substanz und Vorkommen
Squalen wurde zuerst aus Haifischleber isoliert. In geringeren Konzentrationen kommt Squalen in pflanzlichen Ölen vor, z. B. in Olivenöl, Getreidekeimölen, aber auch in Arganöl sowie in Sonnenblumenöl und Hefe. Auch im menschlichen Hauttalk wurde Squalen nachgewiesen.

Wie wirkt die Substanz?
Squalen hat interessante Eigenschaften hinsichtlich der Unterdrückung des Tumorwachstums. Hierzu liegen jedoch erst vorläufige Ergebnisse vor. Insbesondere konnte gezeigt werden, dass ein hoher Konsum von Squalen vor der Neuentwicklung von Tumoren schützt. Unklar ist, ob Squalen auch Tumorzellen an ihrem Wachstum hindern oder sie abtöten kann. Hierzu liegen weder ausreichende Laborexperimente noch Tierstudien vor. Untersuchungen bei Tumorpatienten wurden bisher nicht veröffentlicht.

Ein Zellkulturexperiment zeigte, dass Squalen möglicherweise die Nebenwirkungen des Chemotherapiemittels Cisplatin abschwächen kann.

Was empfiehlt Ihr Arzt?
Der Einsatz von pflanzlichen Ölen, die Squalen enthalten, ist im Rahmen einer gesunden Ernährung auf jeden Fall zu empfehlen. Isoliertes Squalen als Nahrungsergänzungsmittel oder Medikament muss zunächst weiter erforscht werden, bevor seine Einnahme empfohlen werden kann.

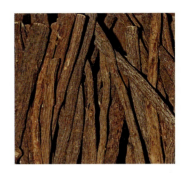

Süßholzwurzel
(Glycyrrhiza glabra)

Substanz und Vorkommen
Glycyrrhiza glabra ist eine mehrjährige, ein bis eineinhalb Meter hohe Staude mit ausgedehntem Wurzelsystem. Die Pflanze wächst auf sandigen Böden. Die gesammelten Wurzeln werden getrocknet (Süßholzwurzel). Die im Handel erhältlichen Formen stammen aus Kulturen in Spanien, Wildsammlungen aus Russland, China und aus der Türkei.

Wie wirkt die Substanz?
Glycyrrhiza enthält zahlreiche interessante Verbindungen, die gegen Entzündungen wirken. Aus der getrockneten Wurzel wird ein Extrakt, der so genannte Lakritzensaft, gewonnen. In der traditionellen Pflanzenheilkunde wird dieser Saft zur Förderung des Abhustens genutzt. Auch bei Magenschleimhautentzündungen ist Lakritze wirksam.

Süßholzextrakt hemmt in Laborexperimenten das Wachstum von Tumorzellen. Ergebnisse aus Tierversuchen oder Beobachtungen an Patienten mit Tumorerkrankungen liegen noch nicht vor, sodass eine Aussage über die Wirksamkeit für Tumorpatienten nicht gemacht werden kann.

Süßholzwurzelextrakt beeinflusst Enzyme, die andere Medikamente verstoffwechseln. Aus diesem Grund sind Wechselwirkungen denkbar, von denen wir heute noch wenig wissen.

Zu beachten ist, dass der Extrakt einem körpereigenen Hormon, dem Aldosteron, ähnelt und deshalb zur Wassereinlagerung und Veränderung des Kaliumspiegels im Blut führen kann. Ein exzessiver Genuss von Lakritzen kann deshalb sogar lebensbedrohlich werden.

Süßholzwurzel

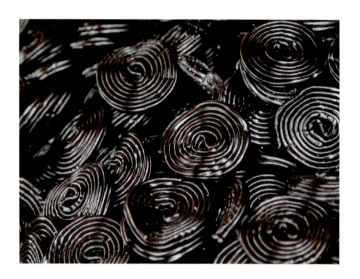

Was empfiehlt Ihr Arzt?
Als Genussmittel kann Süßholzwurzelextrakt und Lakritze von Patienten mit Tumorerkrankungen ohne Bedenken in kleinen Mengen gegessen werden.

Als Bestandteil der komplementären Therapie ist *Glycyrrhiza* derzeit nicht zu empfehlen. Der Genuss größerer Mengen sollte bei Patienten wie bei Gesunden unterbleiben.

Teufelskralle
(Harpagophytum procumbens)

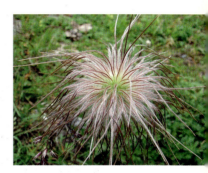

Substanz und Vorkommen

Die in Südafrika in den sandigen Steppenregionen der Kalahari-Wüste beheimatete, krautige Teufelskralle entwickelt bis zu 1,5 m lange Triebe, die auf dem Boden liegen. Die auffallend großen Blüten sind hellrosa bis purpurrot gefärbt. Die verholzenden Früchte haben armartige Auswüchse, die ankerartige Haken tragen, worauf sich der Name der Pflanze bezieht.

Medizinisch verwendet werden die getrockneten, bis 600 g schweren Speicherwurzeln. Zu den Inhaltsstoffen gehören das bitter schmeckende Harpagosid, Fette und Wachse sowie hormonähnliche Stoffe. Die Wurzeln werden zur Herstellung eines Tees überbrüht oder gekocht, als Pulverdroge oder in Extraktform eingenommen.

Wie wirkt die Substanz?

Die Wurzel der südafrikanischen Teufelskralle wird in der traditionellen Medizin zur Behandlung verschiedener Erkrankungen eingesetzt. Extrakte der Teufelskralle wirken antientzündlich, als Radikalfänger und schmerzlindernd bei entzündlichen Prozessen.

Ein Enzym (Cyclooxygenase 2), das eine Bedeutung bei der Entwicklung von Tumoren hat, wird durch die Substanz gehemmt.

Es liegen weder Labor- noch Tierexperimente, noch Untersuchungen an Patienten mit Tumorerkrankungen vor, die zeigen, dass Teufelskralle wirksam in der Bekämpfung von Tumoren ist. Teufelskrallenextrakt hat Wechselwirkungen mit blutdrucksenkenden Medikamenten und solchen, die den Herzschlag beeinflussen.

Teufelskralle

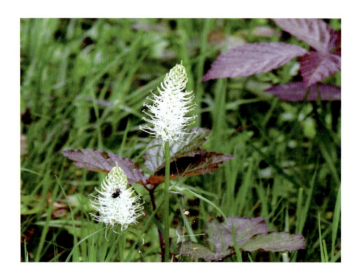

Was empfiehlt Ihr Arzt?
Aufgrund fehlender Nachweise einer Wirkung kann Teufelskralle nicht als Medikament gegen eine Tumorerkrankung empfohlen werden. Als leichtes Schmerzmittel bei begleitenden Beschwerden in Muskeln und Gelenken ist Teufelskralle gut geeignet. Sie ersetzt eine qualifizierte Schmerztherapie bei tumorbedingten Schmerzen keinesfalls.

Theanin

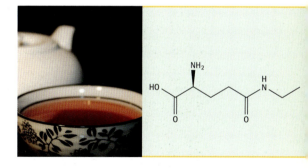

Substanz und Vorkommen
Theanin ist ein Bestandteil von Schwarzem und Grünem Tee und ein Abkömmling der aminosäureähnlichen Substanz Glutamat, welches den Stoffwechsel in der Leber beeinflussen kann.

Wie wirkt die Substanz?
Durch Genuss von Theanin kommt es in der Leber zu einer erhöhten Konzentration von Glutamat. Laborexperimente deuten darauf hin, dass die Wirksamkeit einiger Chemotherapiemittel durch Theanin erhöht werden kann, während gesunde Zellen geschützt werden. Erste Tierexperimente bestätigen diese Daten. Allerdings deutet ein Experiment auch an, dass die Wirkung bestimmter Mittel verringert werden könnte.

Bisher liegen keine Studien an Patienten mit Tumorerkrankungen vor, die diese Wirkungen bestätigen. Als Nebenwirkungen sind bei höheren Dosierungen koffeinähnliche Effekte wie beschleunigter Puls, hoher Blutdruck u.ä. zu erwarten.

Was empfiehlt Ihr Arzt?
Der Genuss von Grünem oder Schwarzem Tee während einer Tumortherapie ist grundsätzlich günstig. Die Einnahme von Theanin zusätzlich als Nahrungsergänzungsmittel kann derzeit nicht empfohlen werden.

Thymus

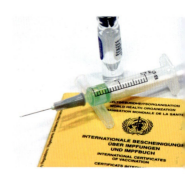

Substanz und Vorkommen

Der Thymus ist ein Organ des Lymphsystems von Wirbeltieren. Er befindet sich beim Menschen oberhalb des Herzens hinter dem Brustbein. Er ist Bestandteil des Immunsystems und hat eine große Bedeutung für die Entwicklung der verschiedenen Immunzellen. Der Thymus ist insbesondere bei Neugeborenen und kleinen Kindern aktiv, mit zunehmendem Alter bildet er sich zurück.

Wie wirkt die Substanz?

Der Thymus kann als die „Schule" des Immunsystems bezeichnet werden. Immunzellen erhalten hier ihre Ausreifung, um die körpereigenen Strukturen zu erkennen und von eindringenden Keimen zu unterscheiden. Aus diesen Überlegungen entstand die Idee, Thymusextrakte bei Krebspatienten einzusetzen. Die Hoffnungen ist, dass sie zu einer Aktivierung des Immunsystems führen und damit einen Angriff auf den Tumor ermöglichen.

Aus Thymus können verschiedene Eiweißstoffe und kleinere Moleküle, so genannte Peptide, gewonnen werden. Die früher häufig angewandten Frischzellenextrakte sind seit der BSE-Diskussion weitgehend aus der Therapie verschwunden. Forschungsergebnisse liegen bisher aus Labor-, Tierexperimenten, aber auch aus klinischen Studien an Patienten vor. Ihre Ergebnisse bestätigen, dass es mit verschiedenen Thymusextrakten möglich ist, Immunzellen zu aktivieren; sie sind allerdings auch sehr unterschiedlich.

Die Immunschwäche nach Operationen kann auch während einer Chemotherapie oder Strahlentherapie günstig beeinflusst werden. Jedoch zeigten nicht alle Forschungsgruppen positive Verläufe. Die positiven Veröffentlichungen stammen aus einer Zeit, in der die heute mögliche unterstützende Gabe von Wachstumsfaktoren für die Blutbildung nicht üblich war. Im Vergleich wirken moderne Wachstumsfaktoren deutlich besser als Thymuspräparate.

Weitere Untersuchungen beschäftigten sich mit der Frage, ob die Gabe von Thymusextrakten den Verlauf der Tumorerkrankung beeinflusst. Bisher konnte keinerlei Wirksamkeit gezeigt werden.

Hinweise auf schädigende Einflüsse der Thymustherapie liegen nicht vor. Bei Patienten mit Leukämien und Lymphomen sollte Thymusextrakt aber nicht verwendet werden, da hier die Tumorzellen von Immunzellen abstammen und möglicherweise durch die Therapie stimuliert werden könnten.

Was empfiehlt Ihr Arzt?

Thymuspräparate haben interessante Eigenschaften in der Begleitung einer Chemotherapie. Allerdings stehen in der modernen Onkologie Wachstumsfaktoren zur Verfügung, die das Immunsystem stabilisieren. Ob Thymuspräparate hier ergänzend einen Beitrag bieten können, ist unklar. Ein direkter positiver Einfluss auf den Verlauf einer Tumorerkrankung konnte bisher nicht gezeigt werden. Patienten sollten eine gewünschte Verwendung mit ihrem Onkologen absprechen.

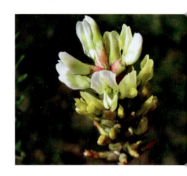

Tragant
(Astragalus)

Substanz und Vorkommen
Die Pflanze *Astragalus* (dt. Tragant) kommt mit mehr als 2000 verschiedenen Arten in der nördlichen Hemisphäre, unter anderem in Asien und Ägypten vor. Sie gehört zur Familie der Leguminosen. Wirksame Inhaltsstoffe sind so genannte Saponine.

Wie wirkt die Substanz?
Es wird diskutiert, ob die Pflanzenwirkstoffe das Immunsystem positiv beeinflussen und Tumorzellen abtöten können. In verschiedenen Laborexperimenten konnten beide Eigenschaften nachgewiesen werden. In mehreren Tierexperimenten wurde die Entstehung von bösartigen Tumoren bzw. deren Wachstum durch die Gabe von Astragalusextrakten vermindert. Tumorpatienten erhielten in kleinen Studiengruppen eine Chemotherapie und eine chinesische Kräutermischung, die *Astragalus* enthielt. Die Ergebnisse in dieser Gruppe waren besser als als die bei alleiniger Chemotherapie. Keine der Studien entsprach aber wissenschaftlich qualifizierten Anforderungen, sodass ein abschließendes Urteil über diese Pflanze nicht möglich ist.

Astragalus kann die Wirkung von Herzmedikamenten bei Herzrhythmusstörungen beeinflussen.

Was empfiehlt Ihr Arzt?
Zu warnen ist vor dem Kauf von Kräutermischungen aus unbekannten Quellen, da gerade bei Kräutern aus dem asiatischen Raum häufig Pestizide, Schwermetallbeimischungen, aber auch Beimischungen anderer Substanzen mit zum Teil gefährlichen Nebenwirkungen beschrieben worden sind.

Traubenkernöl

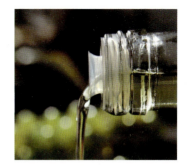

Substanz und Vorkommen

Traubenkernöl wird durch Kalt- oder Heißpressung aus den Kernen der Weintraube gewonnen.

Es enthält sekundäre Pflanzenstoffe (u. a. so genannte oligomere Proanthocyanidine, OPC), die besonders starke antioxidative Eigenschaften haben und als Radikalfänger wirksamer sind als Vitamin E (s. S. 223). Außerdem enthält das Öl Resveratrol (s. S. 179).

Wie wirkt die Substanz?

Laborexperimente und Tieruntersuchungen zeigten, dass OPC vor der Entwicklung von bösartigen Tumoren schützen können. Im Tierexperiment ist die Wirksamkeit von Traubenkernöl abhängig von der Ernährung der Tiere. Eine gesunde, ausgewogene Ernährung lässt den Effekt von Traubenkernöl verschwinden, da vermutlich genügend andere Antioxidanzien vorhanden sind.

In mehreren Laborexperimenten konnte ein vermindertes Wachstum von Tumorzellen sowie eine Aktivierung von Stoffwechselwegen, die in den programmierten Zelltod (sog. Apoptose) münden, gezeigt werden. Traubenkernextrakt führt auch zu einer geringeren Durchblutung von Tumoren. Leider liegen noch keine Untersuchungsergebnisse aus Tierexperimenten oder bei Patienten vor, die eine günstige Beeinflussung von Tumoren nachweisen.

Bei der Heißpressung (Raffination) können gefährliche Stoffe entstehen (sog. polyzyklische aromatische Kohlenwasserstoffe), daher sollten kalt gepresste Öle bevorzugt werden.

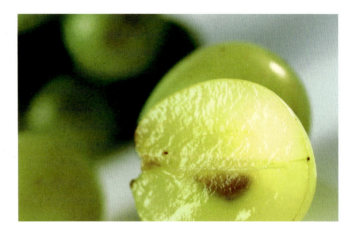

Was empfiehlt Ihr Arzt?

Traubenkernextrakt sollte während einer Chemotherapie nicht eingenommen werden, da das Absterben von Tumorzellen nach einer Chemotherapie durch Traubenkernextrakt vermindert werden kann. Zusammenfassend ist Traubenkernöl ein interessantes pflanzliches Öl. Bevor wir es allgemein für Tumorpatienten empfehlen, sind weitere Untersuchungen notwendig. Während einer Chemo- und Strahlentherapie sollte es nicht in größeren Mengen verwendet werden. Im Anschluss daran ist die Einnahme gesund und unbedenklich.

Traubensilberkerze
(Cimicifuga racemosa)

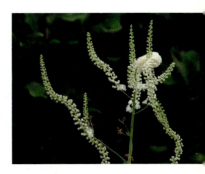

Substanz und Vorkommen
Bei der Traubensilberkerze handelt es sich um eine mehrjährige Waldpflanze aus Nordamerika. Der frische oder getrocknete Wurzelstock dient für verschiedene Zubereitungen. Die Pflanze selbst ist giftig.

Wie wirkt die Substanz?
Die Traubensilberkerze enthält Pflanzenöstrogene und wird deshalb in der Naturheilkunde bei Menopausenbeschwerden empfohlen. In der Medizin der nordamerikanischen Indianer wird die Traubensilberkerze zur Erleichterung von Entbindungen eingesetzt, in der chinesischen Medizin bei verschiedenen Frauenerkrankungen. Zur Wirksamkeit gegen Hitzewallungen liegt eine Reihe von Untersuchungen vor. Die Ergebnisse sind uneinheitlich. Im Vergleich zu anderen naturheilkundlichen Therapien scheint die Traubensilberkerze auch vor Osteoporose zu schützen.

Laborexperimente an Tumorzellen zeigen, dass das Wachstum von Brustkrebs- und Prostatakrebszellen vermindert wird, auch das von Hormonrezeptor-positiven Brustkrebszellen. Die speziellen Phytoöstrogene der Traubensilberkerze wirken also hemmend an den Östrogen-Rezeptoren der Brust(krebs)zellen, an anderen Östrogen-Rezeptoren stimulierend.

Untersuchungen aus den USA zeigen, dass für Patientinnen mit hormonabhängigen Tumoren kein Risiko durch *Cimicifuga* entsteht. *Cimicifuga* kann jedoch die Wirkung von blutdrucksenkenden Mitteln beeinflussen. Deshalb sollte bei gleichzeitiger Einnahme der Blutdruck überprüft werden.

Was empfiehlt Ihr Arzt?

Zusammenfassend kann bei Wechseljahresbeschwerden ein Behandlungsversuch mit Traubensilberkerze für Tumorpatientinnen empfohlen werden. Die Substanz bietet auch eine interessante komplementäre Therapiemöglichkeit für das Prostatakarzinom.

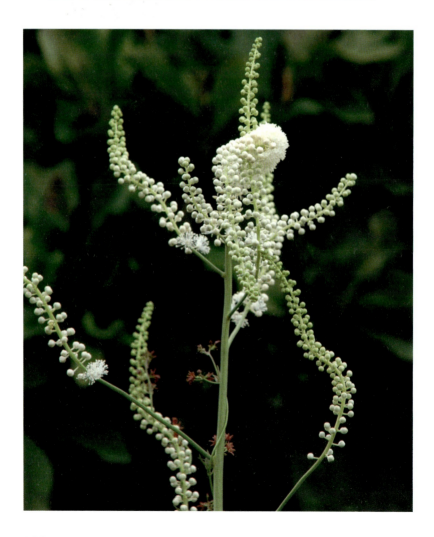

Ukrain

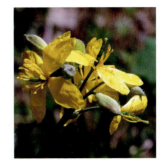

Substanz und Vorkommen
Ukrain wird chemisch synthetisiert und besteht aus einem Alkaloid des Schöllkrauts (*Chelidonium majus*) und dem altbekannten Chemotherapiemittel Thiotepa. Trotzdem ist Ukrain weit verbreitet in der alternativen Therapie und wird als naturheilkundliches Medikament vertrieben.

Wie wirkt die Substanz?
Der Extrakt des Schöllkrauts kann Stoffwechselwege von Tumorzellen angreifen. Ob dies auch in der Therapie beim Patienten möglich ist, ist unbekannt. Schöllkrautextrakt kann auch zu Leberschädigungen führen. Zur Therapie mit Ukrain liegen mehrere Veröffentlichungen in Form von Berichten einzelner Fälle und kleiner Serien vor, die jedoch keinen eindeutigen Zusammenhang zwischen der Ukraingabe und den behaupteten Erfolgen zulassen. In einigen Studien wurde Patienten sogar eine wichtige Therapie vorenthalten.

Zu Ukrain liegt eine einzige ernst zu nehmende Untersuchung an Patienten mit bösartigen Tumoren der Bauchspeicheldrüse vor. In der Behandlungsgruppe kam es zu deutlichen Verbesserungen der Überlebensrate durch Gabe von Ukrain bzw. Ukrain und dem bewährten Chemotherapiemittel Gemcitabin im Vergleich zur alleinigen Therapie mit Gemcitabin.

— Ukrain —

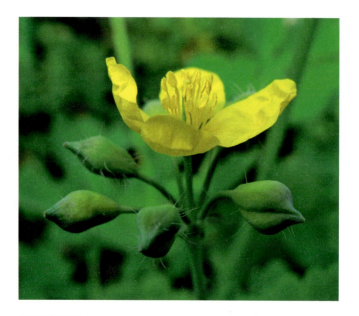

Was empfiehlt Ihr Arzt?

Ukrain ist in Deutschland nicht zugelassen! Es handelt sich keinesfalls um ein naturheilkundliches Mittel, sondern um ein Chemotherapeutikum, dass mit einem pflanzenheilkundlichen Mittel, für das leberschädigende Wirkungen gezeigt worden sind (Schöllkraut), verbunden wurde. Die Wirksamkeit ist nicht belegt. Die einzelne Untersuchung zum Bauchspeicheldrüsenkrebs muss in weiteren Untersuchungen überprüft werden. Ukrain ersetzt auf keinen Fall eine notwendige, zielgerichtete Therapie bei einem Tumorleiden.

Ursolsäure

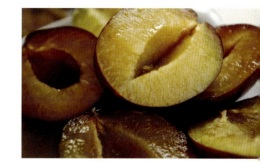

Substanz und Vorkommen
Ursolsäure ist ein sekundärer Pflanzenstoff und kommt in vielen Beeren vor, in Europa u. a. in der Strauchheidelbeere, in Nordamerika in Cranberries, aber auch in Äpfeln, Birnen und Pflaumen.

Wie wirkt die Substanz?
Ursolsäure wirkt allgemein antientzündlich. In verschiedenen Laborexperimenten hemmte sie das Wachstum von Tumorzellen. Es gibt nur wenige Tierexperimente, die ebenfalls eine das Tumorwachstum hemmende Wirkung zeigen. Bisher liegen keine Beobachtungen zur Wirksamkeit beim Menschen vor.

> ### Was empfiehlt Ihr Arzt?
> Der Verzehr von Beeren und anderen Früchten im Rahmen einer gesunden Ernährung ist empfehlenswert. Eine Aussage bezüglich der Wirksamkeit von Ursolsäure bei Tumorpatienten kann noch nicht getroffen werden. Es ist nichts bekannt über möglich Wechselwirkungen, z. B. im Rahmen einer Chemotherapie. Die zusätzliche Einnahme als Nahrungsergänzungsmittel ist deshalb vorerst nicht sinnvoll.

Vitamin A

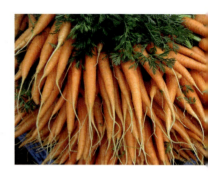

Substanz und Vorkommen

Vitamin A kommt in zahlreichen Obst- und Gemüsesorten vor, besonders in Orangen, Karotten, Brokkoli, Grünkohl und Spinat. Unmittelbar in diesen Pflanzen enthalten ist die Vorstufe β-Carotin, die im menschlichen Körper zu Vitamin A umgewandelt wird. Weitere natürliche Vitamin-A-Quellen sind Fisch, Leberprodukte, Eigelb, Milchprodukte und Butter.

Vitamin A (Retinol) ist ein fettlösliches Vitamin. Retinol ist an der Synthese von Östrogen und Testosteron beteiligt.

Wie wirkt die Substanz?

Durch eine positive Beeinflussung der Haut und Schleimhäute erniedrigt Vitamin A die Infektionsanfälligkeit. Darüber hinaus stimuliert es die weißen Blutkörperchen und die zusätzliche Produktion von Antikörpern, sodass auch ein direkter antiinfektöser Effekt besteht.

Vitamin A kann überdosiert werden. Bei Gaben von 25 000 IU (International Units)/kg Körpergewicht sind akute Überdosierungen mit Übelkeit, Erbrechen, Schläfrigkeit möglich. Eine chronische Überdosierung (laut WHO ab 4 000 IU/kg Körpergewicht pro Tag für 6–15 Monate) führt zu Gewichtsverlusten, Hautveränderungen mit rissigen Mundwinkeln und Haarausfall, Fieber, Lebervergrößerun-

Vitamin A

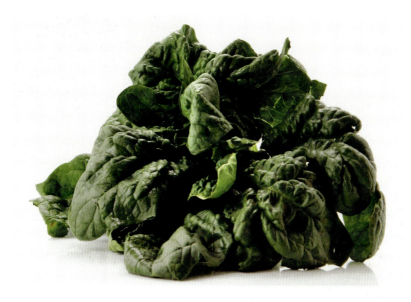

gen, schmerzhaften Veränderungen an den Knochen, Leberschäden, Reizbarkeit und epileptischen Krampfanfällen.

In die Gruppe der so genannten Retinoide werden Vitamin A, Carotinoide wie das β-Carotin, und chemisch hergestellte Abkömmlinge zusammengefasst. Verschiedene dieser Abkömmlinge sind bereits feste Bestandteile einer onkologischen Therapie (z. B. all-trans-Retinoinsäure [ATRA] bei der Therapie der Promyelozytenleukämie und die Substanzen Tigason, Etretinat, Bexaroten).

Während zahlreiche Untersuchungen zeigen, dass ein hoher Verzehr von carotinhaltigen Lebensmitteln vor der Entstehung von Lungen-, Brust- und Prostatakrebs schützt, sind die Ergebnisse bei Einnahme in Tablettenform meist negativ. Der Einsatz von Vitamin A und Carotinoiden in der Krebsvorbeugung ist deshalb umstritten. Mehrere Untersuchungen zeigten zumindest bei Rauchern ein erhöhtes Risiko für die Entstehung eines Bronchialkarzinoms. Auch für Nichtraucher ist die Einnahme von Carotinoiden ungünstig, da es in einer Studie durch die Gabe von β-Carotin zu einer Erhöhung des Prostatakarzinomrisikos um über 20 % kam.

Es gibt unterschiedliche Ergebnisse dazu, ob eine Vitamin-A- oder β-Carotin-Gabe während einer Chemotherapie vorteilhaft ist. Zur Vorsicht mahnt ein

Tierexperiment, in dem sich durch Carotinoide die Gefäßbildung in Tumoren erhöhte. Bei Patienten, bei denen eine Strahlentherapie wegen Kopf-Hals-Tumoren durchgeführt wurde, kam es in der Gruppe, die β-Carotin erhielt, zu mehr Rückfällen.

In mehreren Studien wurde die Wirkung von Retinoiden zur Verhinderung einer zweiten Krebserkrankung nach einer Ersterkrankung untersucht. Für Patienten mit Kopf-, Hals- oder Lungentumoren erbrachte die hochdosierte Gabe von Vitamin A keine Senkung der Rückfallrate. Auch eine kleinere Untersuchung an Patienten mit Kopf-Hals-Tumoren nach Abschluss der Erstbehandlung ergab kein positives Ergebnis für hochdosiertes Vitamin A. Vielmehr war die Rückfallrate unter Vitamin-A-Gabe tendenziell höher.

Auch für β-Carotin konnte bisher in klinischen Studien kein Vorteil nachgewiesen werden. Bei einer Untersuchung an Patienten mit Kopf-Hals-Tumoren nach der Therapie ergab sich zwar tendenziell eine Verminderung des Rückfallrisikos, jedoch ebenso eine Zunahme von Lungentumoren.

Was empfiehlt Ihr Arzt?

Zusammenfassend muss gesagt werden, dass für Vitamin A bzw. Carotinoide sehr unterschiedliche Studienergebnisse vorliegen. Aufgrund mehrerer Studien, die negative Auswirkungen belegten, ist von der Einnahme von Vitamin-A- oder β-Carotin-Präparaten abzuraten. Eine Ausnahme sind Patienten, deren normale Ernährung nicht ausreichend Vitamin A oder Carotinoide enthält.

Vitamin B₁ (Thiamin)

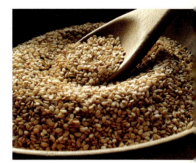

Substanz und Vorkommen
Vitamin B_1 (Thiamin) ist ein wasserlösliches B-Vitamin und besonders reichlich enthalten in Bierhefe, Weizenkeimen, Sesam- und Sonnenblumenkernen.

Wie wirkt die Substanz?
Thiamin wird für die Verbrennung von Kohlenhydraten benötigt und dabei selber verbraucht, sodass eine regelmäßige Zufuhr erforderlich ist. Die körpereigenen Reserven halten ca. 14 Tage. Da insbesondere Gehirnnervenzellen ihre Energie aus Kohlenhydraten beziehen, sind sie auf die Thiaminzufuhr angewiesen. Thiamin ist hitzeempfindlich und wird deshalb beim Kochen zerstört. Der tägliche Bedarf an Thiamin wird beim Erwachsenen mit 1,1–1,3 mg/Tag angegeben.

Umstritten ist die Bedeutung von Vitamin B_1 in der Entstehung und Therapie von Tumorerkrankungen. Bestimmte Vorläuferarten von Tumoren gehen mit einem verringerten Vitamin-B_1-Spiegel einher. Im Verlaufe einer Tumorentwicklung kommt es zu einer vermehrten Ausscheidung von Vitamin B_1 und damit zu einem niedrigen Vitamin-B_1-Spiegel. In Tierversuchen konnte gezeigt werden, dass die Zufuhr von Vitamin B_1 sogar zu einem verstärkten Wachstum der Tumorzellen führt.

Vitamin B$_1$ (Thiamin)

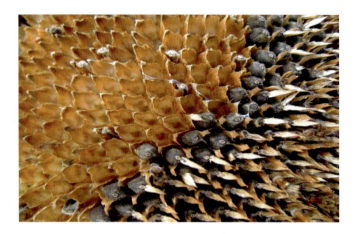

Was empfiehlt Ihr Arzt?
Unter bestimmten Chemotherapien kommt es zu einer Abnahme des Vitamin-B$_1$-Spiegels im Blut. Es ist wahrscheinlich, dass die Gabe von Vitamin B$_1$ den Effekt der Chemotherapie auf die bösartigen Zellen vermindert. Von der Einnahme von zusätzlichem Vitamin B$_1$ wird deshalb abgeraten. Bei einer Mangelversorgung muss die Zufuhr mit dem betreuenden Arzt abgeklärt werden.

Vitamin B$_6$

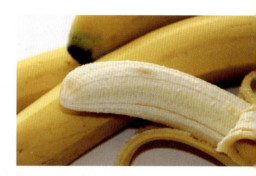

Substanz und Vorkommen

Vitamin B$_6$ kommt in fast allen Lebensmitteln vor, vor allem in Milchprodukten, Hühner- und Schweinefleisch, Fisch, Leber, Kohl, grünen Bohnen, Linsen, Vollkorngetreide, Weizenkeimen, Nüssen, Hefe und Bananen.

Wie wirkt die Substanz?

Vitamin B$_6$ ist ein Vitamin, das im Stoffwechsel insbesondere der Eiweiße in der Zelle wichtige Aufgaben hat. Es wurde mehrfach untersucht, ob die erhöhte Aufnahme von Vitamin B$_6$ vor der Entwicklung von Krebs schützt. Bisherige Ergebnisse sind widersprüchlich, sodass eine zuverlässige Aussage noch nicht möglich ist.

In einer Untersuchung an Frauen mit Eierstockkrebs, die Vitamin B$_6$ oder Placebo während einer Chemotherapie erhielten, ergab sich, dass die durch Cisplatin verursachte Nervenschädigung durch Vitamin B$_6$ wesentlich vermindert wurde. Gleichzeitig kam es jedoch zu einem geringeren Therapieerfolg, da Vitamin B$_6$ die Wirkung der Therapie abschwächte.

Beim Harnblasenkrebs ergab sich bezüglich der Rückfallerkrankungen in einer Studie kein positiver Effekt.

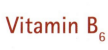

Vitamin B_6

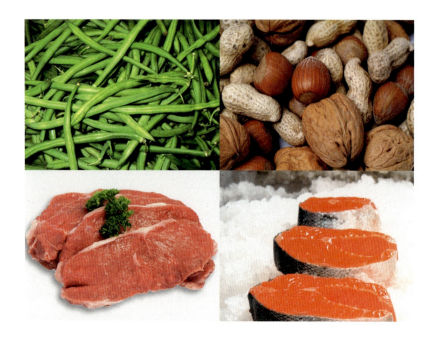

Was empfiehlt Ihr Arzt?

Vitamin B_6 ist ausreichend in einer ausgewogenen Ernährung vorhanden. Deshalb ist keine zusätzliche Einnahme mit Nahrungsergänzungsmitteln notwendig.

Positive Effekte liegen nach bisherigen Untersuchungen bei Tumorpatienten nicht vor. Insbesondere während einer Chemotherapie sollte keine erhöhte Menge an Vitamin B_6 eingenommen werden.

Vitamin B$_{12}$

Substanz und Vorkommen

Vitamin B$_{12}$ wird ausschließlich von Mikroorganismen synthetisiert. Tiere decken ihren Bedarf durch die Aufnahme mit der Nahrung oder durch die Synthese über

Mikroorganismen im Darm. Dabei müssen die Mikroorganismen bereits im Dünndarm vorhanden sein, da im Dickdarm produziertes Vitamin B_{12} meist unresorbiert ausgeschieden wird. Vitamin B_{12} wird in der Leber gespeichert, sodass der Körper bei guten Speichervorräten über Jahre ausreichend mit Vitamin B_{12} versorgt sein kann. Bei vegetarischer und insbesondere veganer Ernährung ist die Zufuhr von Vitamin B_{12} kritisch bzw. ungenügend.

Wie wirkt die Substanz?

Vitamin B_{12} wird im Stoffwechsel insbesondere bei der Bildung der genetischen Erbsubstanz (DNA) benötigt. Ein Zusammenhang zwischen der Vitamin-B_{12}-Aufnahme und der Entwicklung von Krebs konnte bisher nicht nachgewiesen werden.

Ob eine Vitamin-B_{12}-Aufnahme den Verlauf einer Krebserkrankung beeinflusst, ist nicht bekannt. Theoretisch kann eine erhöhte Vitamin-B_{12}-Zufuhr sogar die Zellteilung von Tumorzellen fördern.

Während einer Chemotherapie mit dem Medikament Pemetrexed (Alimta®) muss Vitamin B_{12} regelmäßig gespritzt werden.

Was empfiehlt Ihr Arzt?

Vitamin B_{12} sollte bei nachgewiesenem Mangel verordnet werden, dies ist besonders häufig bei Patienten nach Entfernung des Magens oder des letzten Teils des Dünndarms der Fall. In diesen Fällen muss Vitamin B_{12} allerdings gespritzt werden, ansonsten ist auch eine Tabletteneinnahme möglich. Eine generelle Einnahme von Vitamin B_{12} durch Tumorpatienten scheint nicht sinnvoll zu sein.

Vitamin C

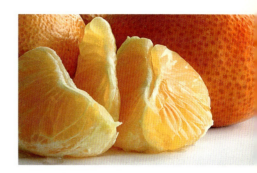

Substanz und Vorkommen

Vitamin C ist ein wasserlösliches Vitamin und auch unter der Bezeichnung Ascorbinsäure bekannt. Es ist vor allem in Obst, Gemüse und Grünem Tee enthalten, wird jedoch beim Kochen, Trocknen oder Einweichen sowie bei der Lagerhaltung leicht zerstört. Reife Zitrusfrüchte enthalten viel Vitamin C. Grünkohl hat den höchsten Vitamin-C-Gehalt aller Kohlarten, hier aufgrund der Molekülbindung in gekochtem mehr als in rohem Zustand. Durch zu langes Kochen wird das Vitamin jedoch teilweise zerstört und auch in das (meist nicht verzehrte) Kochwasser abgegeben. Die höchsten natürlichen Vitamin-C-Konzentrationen sind in den Samen des südamerikanischen Camu-Camu-Strauches und in der Acerola-Kirsche enthalten.

Wie wirkt die Substanz?

Vitamin C hat antioxidative Eigenschaften. Es hat im menschlichen Körper bei verschiedenen Stoffwechselvorgängen Bedeutung. So ist es für die Bildung von Hormonen (Adrenalin und Ähnliches), Carnitin (Molekül für den Energiestoffwechsel), Eiweißstoffen und Kollagen (Bindegewebsfasern) notwendig.

Vitamin C beeinflusst verschiedene Stoffwechselwege, die im Reagenzglasexperiment zu einem Absterben der Tumorzellen führten. Andere Laborexperimente zeigten, dass Krebszellen Vitamin C besonders stark aufnehmen. Deshalb ist es

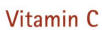

notwendig zu klären, ob hierdurch ein Schutz der Tumorzellen vor der Einwirkung von Chemotherapiemitteln oder Bestrahlungen entsteht. Hochdosiertes Vitamin C kann die Tumorzelle selber erheblich schädigen und in den Zelltod treiben, während gesunde Zellen offensichtlich nicht so empfindlich reagieren. In Tierexperimenten führten ansteigende Dosierungen von Vitamin C eher zu tumorfördernden Effekten.

Bis auf Einzelberichte, bei denen der günstige Krankheitsverlauf auch eine andere Erklärung (z. B. gleichzeitig erfolgende Bestrahlung etc.) haben könnte, liegen keine Beweise für die Wirkung von Vitamin C bei Tumorpatienten vor.

Die empfohlene tägliche Aufnahme von Vitamin C liegt bei 75 bis 125 mg pro Tag. Nebenwirkungen bei höheren Dosierungen sind Magen-Darm-Beschwerden, Unterzuckerungen und Absinken der Blutdruckwerte. Die Bildung von Nierensteinen kann gefördert werden. Insbesondere bei Nierenschwäche sollte die Einnahme von Vitamin-C-haltigen Nahrungsergänzungsmitteln nur nach Rücksprache mit dem Arzt erfolgen. Hohe Dosen von Vitamin C können zu einem Kupfermangel führen.

Was empfiehlt Ihr Arzt?

Zusammenfassend ist Vitamin C eine interessante Substanz in der Therapie von Tumorerkrankungen. Es sind jedoch dringend weitere Studie erforderlich, bevor die Einnahme empfohlen werden kann. Insbesondere begleitend zu einer Chemo- oder Strahlentherapie liegen noch nicht ausreichend Daten vor, die zeigen, in welchen Dosierungen jeweils unterstützende oder hemmende Wirkungen für die Effektivität der Therapie auftreten.

Nach Abschluss einer Chemo- oder Strahlentherapie ist die Einnahme von Vitamin C offensichtlich unproblematisch, dies gilt auch für die hochdosierte Infusion – die Wirkung ist allerdings noch ungesichert. Ein ausreichender Verzehr von Obst und Gemüse sollte im Vordergrund stehen, da dadurch auch eine ausgewogene Versorgung mit anderen Vitaminen und Spurenelementen sichergestellt wird.

Vitamin D

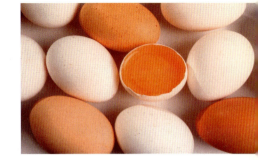

Substanz und Vorkommen

Vitamin D oder Calciferol ist eine umfassende Bezeichnung für eine Gruppe fettlöslicher Vitamine. 1,25-Dihydroxyvitamin D (Calcitriol) ist die aktivste Form von Vitamin D. Es kommt in der Natur und im menschlichen Körper in verschiedenen Formen vor. Vitamin D_3 kommt nur in wenigen Lebensmitteln vor, hierzu gehören Lebertran, Lebertranöl, in geringeren Mengen Lachs, Kalbfleisch und Hühnerei. Vitamin D_3 kann im Körper, in der Haut, aus Vorstufen durch UVB-Bestrahlung gebildet werden.

Wie wirkt die Substanz?

In Laboruntersuchungen war Vitamin D wirksam gegen Tumorzellen durch eine Verminderung des Wachstums und der Zellteilung von Tumorzellen sowie eine Rückdifferenzierung von Tumorzellen zu normalen Zellen. Außerdem werden die Invasionsfähigkeit von Tumorzellen in gesundes Gewebe und die Gefäßneubildung in Tumorknoten beeinflusst und Tumorzellen zum Absterben (sog. Apoptose) gebracht. Diese Laborergebnisse wurden in kleinen Untersuchungen bei Tumorpatienten überprüft. Einheitliche Beweisen für die positive Wirkung liegen nicht vor.

Die im Labor verwendeten Dosierungen können beim tumorerkrankten Patienten nicht angewendet werden, da dies zu einer deutlichen Erhöhung des Kalziums im Blut mit lebensgefährlichen Auswirkungen führt. In zwei Untersuchungen wurde die gleichzeitige Gabe von vorsichtig dosiertem Vitamin D und einer Chemotherapie geprüft mit ebenfalls widersprüchlichen Ergebnissen.

Was empfiehlt Ihr Arzt?

Zusammenfassend könnte Vitamin D ein interessantes Medikament für die Behandlung von Tumorpatienten sein. Bevor es allgemein empfohlen werden kann, sind dringend weitere Studien zu fordern. Die eigenständige Einnahme von Vitamin-D-Präparaten ohne Wissen und regelmäßige Kontrolle des Arztes ist gefährlich und nicht für die Selbstmedikation zu empfehlen!

Vitamin E

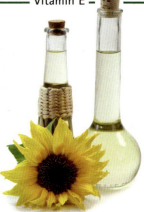

Substanz und Vorkommen
Vitamin E kommt in unterschiedlichen Formen vor, die mit dem übergeordneten Fachbegriff Tocopherole und Tocotrienole bezeichnet werden. Vitamin E kann aus pflanzlichen Ölen, wie Weizen-, Reis- und Maiskeimöl, Sojabohnen, Baumwollsaat und Safloröl gewonnen werden. Es ist auch in anderen Pflanzenölen, Nüssen, Eiern und grünem Gemüse enthalten.

Wie wirkt die Substanz?
Vitamin E wirkt als Antioxidans. Mehrere Untersuchungen über eine zusätzliche Vitamin-E-Einnahme als Schutz vor der Entwicklung von Tumoren erbrachten widersprüchliche Daten, die jüngsten Ergebnisse zeigten keine Verringerung der Krebserkrankungen.

Im Tierexperiment wurden für Vitamin E verschiedene Mechanismen nachgewiesen, die die Zellteilung und den programmierten Zelltod (sog. Apoptose) beeinflussen. Zur Einnahme von Vitamin E während einer Chemotherapie liegen unterschiedliche Studienergebnisse vor.

In mehreren Untersuchungen an kleinen Patientenzahlen schwächte Vitamin E die Nebenwirkungen mancher Zytostatika, doch aus Tierexperimenten liegen auch gegenteilige Befunde vor.

Vitamin E

Chemotherapiemittel, die über Radikalbildung Tumorzellen angreifen, können theoretisch durch die antioxidative Wirkung von Vitamin E abgeschwächt werden. In Laboruntersuchungen reduziert Vitamin E den hemmenden Effekt von Tamoxifen auf das Wachstum von hormonsensiblen Brustkrebszellen. Da es noch keine Untersuchung an Brustkrebspatientinnen gibt, sollte Vitamin E nicht während einer Tamoxifentherapie eingenommen werden.

Die Gabe von Vitamin E während und nach Abschluss der akuten Behandlung wurde an einer Gruppe von Patienten mit Kopf-Hals-Tumoren untersucht. Während der Einnahme des Nahrungsergänzungsmittels ergab sich sogar eine erhöhte Rückfallrate.

Gelegentlich wird Vitamin E zur Therapie von Hitzewallungen empfohlen. Allerdings zeigte eine Studie, dass die Anzahl der Hitzewallungen pro Tag im Durchschnitt nur um eine abnimmt, sodass dies keine große Bedeutung für Patientinnen hat.

Während der Nahrungsergänzung mit Vitamin E lange Zeit schützende Wirkungen für Herz-Kreislauf-Erkrankungen zugeschrieben wurde, zeigen neue Studien keine Vorteile. Die regelmäßige Einnahme von 400 und mehr Einheiten Vitamin E führt sogar zu einer Erhöhung der Sterblichkeit. Die langfristige Anwendung von Vitamin E täglich kann zu Erschöpfbarkeit, Schwindel, Schwäche, Kopfschmerzen und Störungen der Sehfähigkeit führen. Bei der Einnahme von Vitamin E sind Wechselwirkungen mit blutgerinnungshemmenden Medikamenten wie Marcumar® und Acetylsalicylsäure (ASS) möglich. Es kann zu einer erhöhten Blutungsneigung kommen.

Was empfiehlt Ihr Arzt?

Zusammenfassend ist nach heutigem Kenntnisstand Vitamin E weder zur Prophylaxe von Tumorerkrankungen noch von Herz-Kreislauf-Erkrankungen geeignet. Die Einnahme von Vitamin-E-Präparaten während einer Chemotherapie ist nicht zu empfehlen. Auch nach Abschluss der primären Therapie scheint Vitamin E, ob künstlich oder natürlich, keine positiven Effekte zu haben.

Weidenrinde

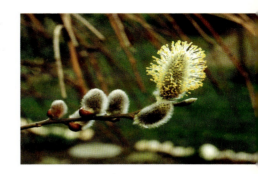

Substanz und Vorkommen
Weidenrinde enthält Salicin, das dem bekannten schmerz- und fiebersenkenden Mittel ASS (Acetylsalicylsäure) verwandt ist. Ein weiterer Inhaltsstoff ist das Betulin, welches auch aus der Birkenrinde gewonnen wird.

Wie wirkt die Substanz?
Betulin hat antientzündliche Eigenschaften und wirkt gegen Bakterien, Viren und Parasiten. Weidenrinde wird in der traditionellen Pflanzentherapie gegen rheumatische Beschwerden, Gicht und Nierensteine eingesetzt. Laborexperimente zeigen, dass Betulin auf verschiedenen Stoffwechselwegen das Wachstum von Tumorzellen vermindern und den programmierten Zelltod (sog. Apoptose) auslösen kann. Es kann die Wirksamkeit einiger Chemotherapeutika zumindest im Laborexperiment unterstützen. Bei Zellen von Kopf-Hals-Tumoren nimmt allerdings die Wirksamkeit von Cisplatin ab. Bisher fehlen Tierversuche und klinische Studien an Tumorpatienten, um die Therapiemöglichkeiten zu klären.

Was empfiehlt Ihr Arzt?
Patienten, die Weidenrindenextrakt im Rahmen rheumatischer Beschwerden einnehmen und gleichzeitig eine Chemotherapie erhalten, sollten dies mit ihrem Arzt absprechen.

Weihrauch
(Boswellia)

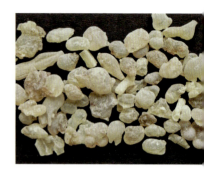

Substanz und Vorkommen

Der Weihrauch-Baum gehört zur Gattung *Boswellia* und kommt in Trockengebieten in Afrika, Arabien und Indien vor. Die Produktion von Weihrauch erfolgt aus Harz, das durch gezielte Schnitte an Stamm und Ästen des Baumes gewonnen wird. Aus diesem Harz wird durch Trocknung das Räucherharz (*Olibanum*) hergestellt, über Wasserdampfdestillation das ätherische Weihrauchöl.

Weihrauch enthält verschiedene Boswelliasäuren. Dies sind fettlösliche Substanzen, die in der Lage sind, die so genannte Blut-Hirn-Schranke zu durchdringen und an Zellen im Gehirn wirksam zu werden.

Wie wirkt die Substanz?

Der Gehalt an wirksamen Boswelliasäuren in medizinischen Weihrauchpräparaten ist je nach Herkunftsort (Stammpflanze) äußerst unterschiedlich. Mittlerweile sind standardisierte Präparate erhältlich. In verschiedenen Laborexperimenten konnten unterschiedliche Mechanismen gezeigt werden, mit denen Boswelliasäuren Tumorzellen am Wachstum hindern bzw. zu deren programmiertem Zelltod (sog. Apoptose) führen.

Noch ist unklar, ob durch die Einnahme von Boswellia-Präparaten im Blut Medikamentenspiegel in den erforderlichen Konzentrationen erreicht werden, bei denen in Laborexperimenten Tumorzellen abstarben. Untersuchungen an Tieren oder Patienten mit Krebserkrankungen wurden bisher nicht veröffentlicht. In einer einzelnen kleinen Studie verminderte sich das Ödem bei Patienten mit Hirntumoren (Glioblastom) durch die Einnahme von Boswellia-Präparaten.

Grundsätzlich sind Weihrauchpräparate gut verträglich. Im Tiermodell konnten jedoch Leberverfettungen gezeigt werden. Beim Menschen wurden Unwohlsein, Juckreiz, Übelkeit und Erbrechen, Durchfall oder Blähungen beobachtet. Bei Überdosierung der Boswelliasäure kann es zur Schädigung der Nieren kommen.

> **Was empfiehlt Ihr Arzt?**
> Aufgrund der Verstoffwechselung sind zahlreiche Wechselwirkungen mit anderen Medikamenten möglich, sodass die Einnahme von Boswellia-Präparaten immer mit einem Arzt abgesprochen werden sollte.
>
> Zusammenfassend kann man derzeit vorsichtig den Einsatz von *Boswellia* bei Patienten mit Hirntumoren versuchen. Möglicherweise kann man so die Cortisongabe (für das Abschwellen eines Ödems) verringern. Weihrauch kann aber noch nicht als etablierter Bestandteil der Therapie angesehen werden.

Zeaxanthin

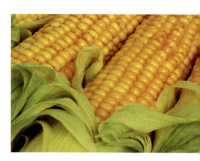

Substanz und Vorkommen
Zeaxanthin ist ein Carotinoid. Es hat eine gelbe Farbe und kommt vor allem in Eigelb, Maiskörnern, Spinat und vielen anderen Gemüsesorten vor.

Wie wirkt die Substanz?
Zeaxanthin schützt als Pigment vor zu hoher Lichteinstrahlung. Untersuchungen an größeren Bevölkerungsgruppen haben sich mit der Frage der Verhütung von Krebserkrankungen durch Zeaxanthin befasst. In einigen Studien wurde ein positiver Effekt gefunden, der jedoch nicht durchgehend bestätigt werden konnte. Negative Effekte sind nicht bekannt.

> **Was empfiehlt Ihr Arzt?**
> Zeaxanthin ist ein gesunder Bestandteil der Ernährung, eine medikamentöse Einnahme lässt sich nicht begründen.

Zeolithe

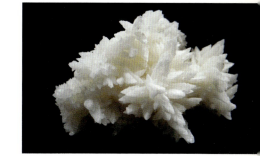

Substanz und Vorkommen
Zeolithe sind Gesteinsverbindungen, die für Tumorpatienten unter dem Namen Megamin® angeboten werden.

Wie wirkt die Substanz?
Zeolithe zeigen im Laborexperiment stabilisierende Einflüsse auf gesunde Zellen, wirken als Antioxidanzien und stimulieren das Immunsystem. Über den Einsatz dieser Therapeutika bei Menschen mit Tumorerkrankungen liegen bisher keine wissenschaftlichen Studien vor.

Zeolithe können die Erbsubstanz beeinflussen und Veränderungen des Erbgutes (sog. Mutationen) auslösen. Außerdem muss damit gerechnet werden, dass sie die Aufnahme von Medikamenten im Darm behindern, was für Tumorpatienten, insbesondere bei der Einnahme gegen den Tumor gerichteter Medikamente, problematisch sein könnte.

> ### Was empfiehlt Ihr Arzt?
> Von der Einnahme von Zeolithen muss Patienten abgeraten werden!

Zink

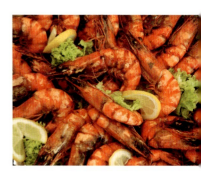

Substanz und Vorkommen
Zink kommt in roten Fleischsorten, Fisch und Meeresfrüchten, Milch, Vollkornprodukten und Ölsaaten vor.

Wie wirkt die Substanz?
Zink ist ein Spurenelement mit Bedeutung für das Wachstum von Zellen und für Stoffwechselvorgänge im Zellinneren. Seine empfohlene physiologische Nahrungsaufnahme liegt bei 7–10 mg täglich. Wesentliche Prozesse des Immunsystems sind unter anderem von Zink abhängig. Es scheint regulierende Aktivitäten zu entfalten. Zusammenhänge mit den immunologischen Reaktionen auf das Tumorwachstum werden postuliert, Veränderungen im Zinkstoffwechsel wurden bei Tumorpatienten wiederholt beschrieben. Ursache und Wirkung sind jedoch noch weitgehend ungeklärt. Ähnlich wie bei Diabetikern kommt es bei Krebspatienten zu einer vermehrten Zinkausscheidung mit dem Urin. Ob hieraus ein bedeutsamer Zinkmangel resultiert, ist unklar.

Höhere Zinkspiegel führten im Laborversuch zu einem verminderten Wachstum von Tumorzellen. Zink ist außerdem in der Lage, dass Absterben von Tumorzellen zu beeinflussen. Möglicherweise bestehen auch Verbindungen zwischen dem Zinkspiegel und der Gefäßneubildung in Tumorknoten. Dennoch ist Vorsicht bei der Einnahme von Zink geboten, da in einer großen Beobachtungsstudie hochdosierte Zinkgaben (100 mg/Tag) das Risiko für die Entwicklung eines Prostatakarzinoms deutlich erhöhten. Auch eine langjährige niedriger dosierte Einnahme von Zink als Nahrungsergänzungsmittel führte zu einer Zunahme des Risikos.

Die Gabe von Zink schützt vor den Nebenwirkungen einer Bestrahlung (Schleimhautentzündung bzw. bei Ganzkörperbestrahlung auch Schädigung des Knochenmarks). Unklar ist, ob Zink auch die Wirkungen einer Bestrahlung (und ggf. Chemotherapie) negativ beeinflussen kann.

Was empfiehlt Ihr Arzt?
Zusammenfassend ist zu sagen, dass Zink zu den interessanten Mitteln in der Onkologie gehört, jedoch noch weiter erforscht werden muss, bevor Krebspatienten zur Einnahme von Zinkpräparaten geraten werden kann. Unproblematisch ist sicherlich die zeitlich begrenzte Einnahme nach Abschluss der Tumortherapie.

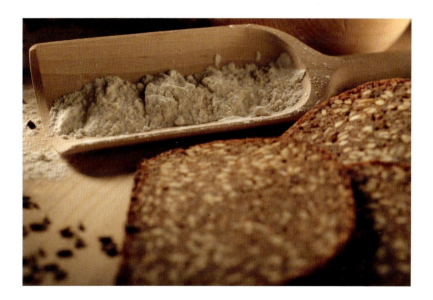

Zitrusflavonoide

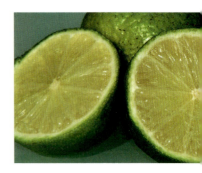

Substanz und Vorkommen
Zitrusfrüchte enthalten zahlreiche sekundäre Pflanzenstoffe mit positiven Eigenschaften. Hierzu gehören die Zitrusflavonoide, insbesondere Tangeritin, Naringinin (auch Hesperidin genannt) und Nobelitin. Naringinin ist ein Pflanzenöstrogen, dass auch in Hopfen und Bier vorkommt.

Wie wirkt die Substanz?
In Laborexperimenten können Zitrusflavonoide das Wachstum von Tumorzellen unterdrücken und führen möglicherweise auch zu ihrem Absterben. In ersten Tierexperimenten verringerten sie die Ausbildung von Metastasen (Tochtergeschwülsten). Leider liegen noch keine Untersuchungen an Patienten vor.

In weiteren Laborversuchen konnten Zitrusflavonoide die Wirkung von Tamoxifen, einem Medikament in der Brustkrebstherapie, auf Hormonrezeptor-positive Brustkrebszellen unterdrücken. Aus diesem Grund sollten Nahrungsergänzungsmittel mit hohem Gehalt an Zitrusflavonoiden nicht von Patientinnen mit Rezeptor-positivem Brustkrebs eingenommen werden.

> ### Was empfiehlt Ihr Arzt?
> Der Verzehr von Zitrusfrüchten und damit von Zitrusflavonoiden ist gesund. Die Substanzen sind jedoch noch nicht genügend untersucht, um sie in höheren Konzentrationen in Form von Medikamenten und Nahrungsergänzungsmitteln zu empfehlen.

Anhang

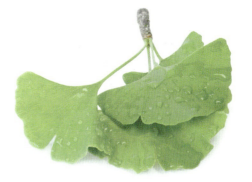

Übersichten zu den ergänzenden Wirkstoffen und deren Verwendung in der Krebsbehandlung

Übersicht 1: Krebs- oder therapiebedingte Beschwerden, bei denen ergänzende Wirkstoffe aus der Naturheilkunde genutzt werden können

Die Übersicht gibt Ihnen einen Überblick über Beschwerden, bei denen die Gabe von ergänzenden Wirkstoffen erwogen werden kann. Eine naturheilkundliche Behandlung kann eine erforderliche medizinische Therapie aber nicht ersetzen, sondern nur sinnvoll ergänzen. Bevor Sie etwas einnehmen, sollten Sie daher in jedem Fall den Sie betreuenden Onkologen fragen, ob die Substanz für Ihre Erkrankungssituation gut ist.

Symptome/ Anwendungs- gebiete	Individuelle Gabe möglich	Nicht empfehlenswert
Blähungen	• Fenchel • Melisse • Pfefferminze	
Durchfall	• Fingerkraut (Potentilla tormentosa) • Flohsamen • Heidelbeeren • Leinsamen	

Symptome/ Anwendungsgebiete	Individuelle Gabe möglich	Nicht empfehlenswert
Entzündungen bei Strahlentherapie	• Enzyme	
Erschöpfungssyndrom (Fatigue)	• Carnitin • Ginseng (*Vorsicht:* nicht bei Hormonrezeptor-positivem Brustkrebs) • Taigawurzel (Eleutherococcus) • Vitamin C (Bestandteil einer gesunden Ernährung, *Vorsicht:* kann die Wirkung einer Chemotherapie abschwächen)	
Gedächtnis- und/oder Konzentrationsprobleme	• Ginkgo (*Vorsicht:* wegen Wechselwirkungen nicht parallel zu einer Chemotherapie, nicht bei Hormonrezeptor-positivem Brustkrebs)	
Herzmuskelschädigung	• Carnitin	• Weißdorn
Hitzewallungen	• Traubensilberkerze	• Chinesischer Engelswurz (Angelica sinensis) • Isoflavone

Übersichten zu den ergänzenden Wirkstoffen und deren Verwendung

Symptome/ Anwendungsgebiete	Individuelle Gabe möglich	Nicht empfehlenswert
Hustenreiz	• Ingwer • Sonnentau (Drosera) • Thymus	
Immunstimulation (Vorsicht: bei Autoimmunerkrankungen)	• Ginseng (*Vorsicht:* nicht bei Hormonrezeptor-positivem Brustkrebs) • Mistel • Probiotika • Thymus	• Arginin • Asiatische Pilze • Avemar® • Biobran® • Cimetidin • Enzyme • Faktor AF 2 • Melatonin • Noni (Morinda citrifolia) • Polyerga® • Schlafbeere (Withania) • Sonnenhut (Echinacea) • Spirulina
Leberschädigung	• Mariendistel	• Artischocke
Lymphödem	• Enzyme	
Magenschleimhautentzündung	• Kamille	
Mundschleimhautentzündung	• Honig • Glutamin • Kamille • Myrrhe • Propolis • Salbei	
Nervenschädigung	• Glutamin	• Glutathion • B-Vitamine

Symptome/ Anwendungsgebiete	Individuelle Gabe möglich	Nicht empfehlenswert
Nierenschädigung	• Selen	• Glutathion • Spirulina
Schlafstörungen	• Baldrian • Hopfen • Lavendel • Melisse	
starker Gewichtsverlust	• Cannabis • Omega-3-Fettsäuren	• Hydrazinsulfat
Steigerung der (verminderten) Lebensqualität	• Ginseng (*Vorsicht:* nicht bei Hormonrezeptor-positivem Brustkrebs) • Mistel	
Übelkeit	• Cannabis • Ingwer	
Verstopfung	• Aloe • Senna	

Übersichten zu den ergänzenden Wirkstoffen und deren Verwendung

Übersicht 2: Ergänzende Wirkstoffe, die zur Behandlung von Beschwerden eingesetzt werden können

In der Übersicht ist eine Auswahl von ergänzenden Wirkstoffen zusammengestellt, die zur Behandlung bei bestimmten Beschwerden eingesetzt werden können. Eine naturheilkundliche Behandlung kann eine erforderliche medizinische Therapie aber nicht ersetzen, sondern nur sinnvoll ergänzen. Eine sorgfältige vorausgehende Diagnostik ist wichtig. Da für keinen dieser Wirkstoffe ausreichende wissenschaftliche Ergebnisse vorliegen, kann eine positive Empfehlung nur in wenigen Fällen ausgesprochen werden. Die Wirkstoffe, bei denen „Individuelle Gabe möglich" angekreuzt ist, sind zumindest in Tierexperimenten und bei kleinen Patientengruppen geprüft. Die meisten dieser „Naturstoffe", insbesondere Vitamine, Spurenelemente und sekundäre Pflanzenstoffe, haben auch große Bedeutung im Rahmen einer gesunden Ernährung. Die Bewertung in der Übersicht bezieht sich nur auf eine zusätzliche, höher dosierte Einnahme im Rahmen von Nahrungsergänzungsmitteln.

Ergänzender Wirkstoff	Anwendungsgebiete	Individuelle Gabe möglich	Nicht empfehlenswert[4]
Anthocyane	• direkte Wirkung gegen den Tumor *Bemerkung:* wesentlicher Bestandteil der gesunden Ernährung		x
Apigenin	• direkte Wirkung gegen den Tumor *Bemerkung:* wesentlicher Bestandteil der gesunden Ernährung		x

[4] Die Bewertung berücksichtigt nur die Gabe als zusätzliches Medikament.

Anhang

Ergänzender Wirkstoff	Anwendungsgebiete	Individuelle Gabe möglich	Nicht empfehlenswert[4]
Arganöl	• direkte Wirkung gegen den Tumor *Bemerkung:* kann im Rahmen der gesunden Ernährung eingesetzt werden		x
Arginin	• Immunstimulation nicht bewiesen		x
Asiatische Pilze	• Immunstimulation • Verbesserung der Wirkung einer Chemotherapie? (es liegen noch zu wenig gesicherte Daten vor)		x x
Avemar®	• Immunstimulation nicht bewiesen • direkte Wirkung gegen den Tumor nicht bewiesen		x x
Baicalin (Scutellaria)	• direkte Wirkung gegen den Tumor		x
Ballonerbse	• direkte Wirkung gegen den Tumor nicht bewiesen		x
Beifuß	• direkte Wirkung gegen den Tumor nicht bewiesen		x

[4] Die Bewertung berücksichtigt nur die Gabe als zusätzliches Medikament.

Übersichten zu den ergänzenden Wirkstoffen und deren Verwendung

Ergänzender Wirkstoff	Anwendungsgebiete	Individuelle Gabe möglich	Nicht empfehlenswert[4]
Biobran®	• Immunstimulation nicht bewiesen		x
Brennnessel	• Schmerztherapie *Bemerkung:* ersetzt eine ausreichende Schmerztherapie nicht!	x	
Cannabis	• Gewichtsverlust • Schmerztherapie *Bemerkung:* ersetzt eine ausreichende Schmerztherapie nicht!	x x	
Canthaxantin	• direkte Wirkung gegen den Tumor nicht bewiesen		x
Capsaicin	• neuropathischer Schmerz *Bemerkung:* ersetzt eine ausreichende Schmerztherapie nicht!	x (in Salbenform)	
Carnitin	• Erschöpfungssyndrom • Herzmuskelschädigung *Bemerkung:* kann eventuell die Wirksamkeit einer Chemotherapie abschwächen	x x (ermöglicht eine Weiterbehandlung bei beginnender Schädigung aber nicht)	

[4] Die Bewertung berücksichtigt nur die Gabe als zusätzliches Medikament.

Ergänzender Wirkstoff	Anwendungsgebiete	Individuelle Gabe möglich	Nicht empfehlenswert[4]
Carnosol	• direkte Wirkung gegen den Tumor nicht bewiesen		x
β-Carotin	• direkte Wirkung gegen den Tumor nicht bewiesen *Bemerkung:* Bestandteil einer gesunden Ernährung *Vorsicht:* kann die Wirkung einer Chemo- oder Strahlentherapie abschwächen		x
Chinesischer Engelswurz	• Wirkung gegen Hitzewallungen nicht bewiesen		x
Chlorogensäure	• direkte Wirkung gegen den Tumor nicht bewiesen		x
Cimetidin	• Immunstimulation nicht bewiesen		x
Coenzym Q10	• direkte Wirkung gegen den Tumor nicht bewiesen • Herzmuskelschädigung	x	x
Cranberry	• wiederkehrender Harnwegsinfekt	x	

[4] Die Bewertung berücksichtigt nur die Gabe als zusätzliches Medikament.

Übersichten zu den ergänzenden Wirkstoffen und deren Verwendung

Ergänzender Wirkstoff	Anwendungsgebiete	Individuelle Gabe möglich	Nicht empfehlenswert[4]
Cumarin	• direkte Wirkung gegen den Tumor nicht bewiesen		x
Curcumin	• direkte Wirkung gegen den Tumor? (Dosierung und Wirkung beim Menschen sind noch unklar)		x
Ellagsäure	• direkte Wirkung gegen den Tumor nicht bewiesen *Bemerkung:* Bestandteil einer gesunden Ernährung		x
Emodin	• direkte Wirkung gegen den Tumor nicht bewiesen		x
Enzyme	• Entzündungshemmung (Strahlentherapienebenwirkungen)	x	
	• Immunstimulation		x
	• Abschwächung der Nebenwirkungen einer Chemotherapie	x	
	• Lymphödem	x	

[4] Die Bewertung berücksichtigt nur die Gabe als zusätzliches Medikament.

Ergänzender Wirkstoff	Anwendungsgebiete	Individuelle Gabe möglich	Nicht empfehlenswert[4]
Eugenol	• direkte Wirkung gegen den Tumor nicht bewiesen		x
Faktor AF 2	• Immunstimulation • Abschwächung der Nebenwirkungen einer Chemotherapie		x x
Ferulasäure	• direkte Wirkung gegen den Tumor nicht bewiesen		x
Flor Essence®/ Essiac®	• direkte Wirkung gegen den Tumor nicht bewiesen		x
Folsäure	• direkte Wirkung gegen den Tumor nicht bewiesen *Bemerkung:* Gabe ist bei nachgewiesenem Mangel angezeigt; regelmäßige Einnahme bei einer Chemotherapie mit Pemetrexed (Alimta®)		x
Galactose	• perioperative Infusion zur Verminderung von Metastasen	x	
Galavit®	• keine direkte Wirkung gegen den Tumor		x

[4] Die Bewertung berücksichtigt nur die Gabe als zusätzliches Medikament.

Übersichten zu den ergänzenden Wirkstoffen und deren Verwendung

Ergänzender Wirkstoff	Anwendungsgebiete	Individuelle Gabe möglich	Nicht empfehlenswert[4]
Geraniol	• direkte Wirkung gegen den Tumor nicht bewiesen		x
Ginkgo	• Gedächtnis- und Konzentrationsstörungen *Vorsicht:* wegen Wechselwirkungen nicht parallel zur Chemotherapie; nicht bei Hormonrezeptor-positivem Brustkrebs	x	
Ginseng	• Immunstimulation	x	
	• Erschöpfung	x	
	• Verbesserung der Wirksamkeit einer Tumortherapie *Vorsicht:* nicht bei Hormonrezeptor-positivem Brustkrebs		x
Glucarat	• direkte Wirkung gegen den Tumor nicht bewiesen		x
Glutamin	• Schutz vor Mundschleimhautentzündung	x	
	• Nervenschädigung bei Gabe von Taxanen		x

[4] Die Bewertung berücksichtigt nur die Gabe als zusätzliches Medikament.

Anhang

Ergänzender Wirkstoff	Anwendungsgebiete	Individuelle Gabe möglich	Nicht empfehlenswert[4]
Glutathion	• Schutz vor Nebenwirkungen einer Chemotherapie oder Bestrahlung *Vorsicht:* kann eventuell die Wirksamkeit einer Therapie abschwächen		x
Granatapfel	• Prostatakarzinom *Bemerkung:* kann im individuellen Fall bei fehlender anderer Therapiemöglichkeit versucht werden	x	
Grüner Tee	• direkte Wirkung gegen den Tumor? (dies wird noch untersucht) *Bemerkung:* Bestandteil einer gesunden Ernährung, vorbeugend wirksam		x
Haifischknorpelextrakt	• direkte Wirkung gegen den Tumor nicht bewiesen		x

---

[4] Die Bewertung berücksichtigt nur die Gabe als zusätzliches Medikament.

Übersichten zu den ergänzenden Wirkstoffen und deren Verwendung

Ergänzender Wirkstoff	Anwendungsgebiete	Individuelle Gabe möglich	Nicht empfehlenswert[4]
Hesperidin (Zitrusflavonoide)	• direkte Wirkung gegen den Tumor nicht bewiesen *Bemerkung:* Bestandteil einer gesunden Ernährung *Vorsicht:* mögliche Wachstumsanregung über den Östrogenrezeptor bei Brustkrebs		x
Honokiol	• direkte Wirkung gegen den Tumor nicht bewiesen		x
Hydrazinsulfat	• Wirkung gegen Gewichtsverlust nicht bewiesen		x
Indol-3-Carbinol	• direkte Wirkung gegen den Tumor nicht bewiesen *Bemerkung:* Bestandteil einer gesunden Ernährung, vorbeugend wirksam		x
Ingwer	• Übelkeit *Bemerkung:* ersetzt eine ausreichende Therapie mit Medikamenten nicht!	x	

[4] Die Bewertung berücksichtigt nur die Gabe als zusätzliches Medikament.

Anhang

Ergänzender Wirkstoff	Anwendungsgebiete	Individuelle Gabe möglich	Nicht empfehlenswert[4]
Inositol-Hexaphosphat	• direkte Wirkung gegen den Tumor nicht bewiesen *Bemerkung:* Bestandteil einer gesunden Ernährung		x
Isoflavone	• Hitzewallungen		x
	• Prostatakarzinom	x	
	Bemerkung: Bestandteil einer gesunden Ernährung, vorbeugend gegen Brustkrebs vielleicht bei jungen Frauen *Vorsicht:* nicht angezeigt bei Hormonrezeptor-positivem Brustkrebs, bei fortschreitendem Prostatakrebs Wachstumssteigerung möglich		
Isothiocyanate	• direkte Wirkung gegen den Tumor nicht bewiesen *Bemerkung:* Bestandteil einer gesunden Ernährung, vorbeugend wirksam		x

[4] Die Bewertung berücksichtigt nur die Gabe als zusätzliches Medikament.

Übersichten zu den ergänzenden Wirkstoffen und deren Verwendung

Ergänzender Wirkstoff	Anwendungsgebiete	Individuelle Gabe möglich	Nicht empfehlenswert[4]
Kaempherol	• direkte Therapie gegen den Tumor nicht bewiesen *Bemerkung:* Bestandteil einer gesunden Ernährung		x
Kaffeesäureester	• direkte Wirkung gegen den Tumor nicht bewiesen		x
Katzenkralle	• direkte Wirkung gegen den Tumor • Schmerztherapie *Bemerkung:* ersetzt eine ausreichende Schmerztherapie nicht!	x	x
Knoblauch	• direkte Wirkung gegen den Tumor nicht bewiesen *Bemerkung:* Bestandteil einer gesunden Ernährung		x
Kombucha	• keine direkte Wirkung gegen den Tumor		x
Kurzkettige Fettsäuren	• direkte Wirkung gegen den Tumor nicht bewiesen		x

[4] Die Bewertung berücksichtigt nur die Gabe als zusätzliches Medikament.

Ergänzender Wirkstoff	Anwendungsgebiete	Individuelle Gabe möglich	Nicht empfehlenswert[4]
Lapacho	• direkte Wirkung gegen den Tumor nicht bewiesen *Bemerkung:* als Getränk im Rahmen der allgemeinen Ernährung positiv zu bewerten		x
Leinöl	• direkte Wirkung gegen den Tumor nicht bewiesen *Bemerkung:* Bestandteil einer gesunden Ernährung		x
Lignane	• direkte Wirkung gegen den Tumor nicht bewiesen *Bemerkung:* Bestandteil einer gesunden Ernährung		x
Limonen	• direkte Wirkung gegen den Tumor nicht bewiesen		x
Lutein	• direkte Wirkung gegen den Tumor nicht bewiesen *Bemerkung:* Bestandteil einer gesunden Ernährung		x

[4] Die Bewertung berücksichtigt nur die Gabe als zusätzliches Medikament.

Übersichten zu den ergänzenden Wirkstoffen und deren Verwendung

Ergänzender Wirkstoff	Anwendungsgebiete	Individuelle Gabe möglich	Nicht empfehlenswert[4]
Lycopin	• direkte Wirkung gegen Prostatakrebs nicht bewiesen *Bemerkung:* Bestandteil einer gesunden Ernährung, vorbeugend wirksam		x
Melatonin	• direkte Wirkung gegen den Tumor nicht bewiesen		x
Mellitin	• direkte Wirkung gegen den Tumor nicht bewiesen		x
Mistel	• Immunstimulation	x	
	• direkte Wirkung gegen den Tumor nicht bewiesen		x
	• Steigerung der Lebensqualität	x	
Modifiziertes Zitruspektin	• Wirkung gegen Prostatakrebs nicht bewiesen		x
Myrobalanen	• direkte Wirkung gegen den Tumor nicht bewiesen		x

[4] Die Bewertung berücksichtigt nur die Gabe als zusätzliches Medikament.

Anhang

Ergänzender Wirkstoff	Anwendungsgebiete	Individuelle Gabe möglich	Nicht empfehlenswert[4]
N-Acetylcystein	• Abschwächung von Nebenwirkungen einer Chemo- oder Strahlentherapie		x
Nachtschattengewächse	• direkte Wirkung gegen den Tumor nicht bewiesen *Bemerkung:* Verzehr im Rahmen einer gesunden Ernährung aber nicht schädlich (z. B. Tomaten)		x
Naringinin (Zitrusflavonoide)	• direkte Wirkung gegen den Tumor nicht bewiesen *Bemerkung:* Bestandteil einer gesunden Ernährung *Vorsicht:* mögliche Wachstumsanregung über den Östrogenrezeptor		x
Nobelitin (Zitrusflavonoide)	• direkte Wirkung gegen den Tumor nicht bewiesen *Bemerkung:* Bestandteil einer gesunden Ernährung *Vorsicht:* mögliche Wachstumsanregung über den Östrogenrezeptor		x

[4] Die Bewertung berücksichtigt nur die Gabe als zusätzliches Medikament.

Übersichten zu den ergänzenden Wirkstoffen und deren Verwendung

Ergänzender Wirkstoff	Anwendungsgebiete	Individuelle Gabe möglich	Nicht empfehlenswert[4]
Noni	• Immunstimulation		x
Oleanolsäure	• direkte Wirkung gegen den Tumor nicht bewiesen *Bemerkung:* Bestandteil einer gesunden Ernährung		x
Omega-3-Fettsäuren	• Gewichtsverlust *Bemerkung:* nur im Rahmen einer umfassenden Therapie geeignet	x	
Omega-6-Fettsäuren	• direkte Wirkung gegen den Tumor nicht bewiesen		x
Oridonin	• Wirkung bei der Leukämiebehandlung nicht bewiesen		x
PC-SPES®/ Prostasol®	• direkte Wirkung gegen den Tumor nicht bewiesen		x
Perillylalkohol	• direkte Wirkung gegen den Tumor		x
Polyerga®	• Immunstimulation		x
Probiotika	• Immunstimulation	x	
Propolis	• allgemeine Kräftigung	x	

[4] Die Bewertung berücksichtigt nur die Gabe als zusätzliches Medikament.

Ergänzender Wirkstoff	Anwendungsgebiete	Individuelle Gabe möglich	Nicht empfehlenswert[4]
Protease-inhibitoren	• direkte Wirkung gegen den Tumor nicht bewiesen		x
Quercetin	• direkte Wirkung gegen den Tumor nicht bewiesen *Bemerkung:* Bestandteil einer gesunden Ernährung, vorbeugend wirksam		x
Resveratrol	• direkte Wirkung gegen den Tumor nicht bewiesen *Bemerkung:* Bestandteil einer gesunden Ernährung, vorbeugend wirksam		x
Rooibos	• direkte Wirkung gegen den Tumor nicht bewiesen *Bemerkung:* als Getränk im Rahmen der allgemeinen Ernährung positiv zu bewerten		x
Rutin	• Lymphödem		x
Saikosaponine	• direkte Wirkung gegen den Tumor nicht bewiesen		x

[4] Die Bewertung berücksichtigt nur die Gabe als zusätzliches Medikament.

Übersichten zu den ergänzenden Wirkstoffen und deren Verwendung

Ergänzender Wirkstoff	Anwendungsgebiete	Individuelle Gabe möglich	Nicht empfehlenswert[4]
Schlafbeere	• Immunstimulation	x	
	• direkte Wirkung gegen den Tumor nicht bewiesen		x
Schlangengift	• direkte Wirkung gegen den Tumor nicht bewiesen		x
Scutellaria	• direkte Wirkung gegen den Tumor nicht bewiesen		x
Selen	• Abschwächung der Nebenwirkungen einer Chemo- oder Strahlentherapie	x	
	• Nierenschädigung durch Chemotherapie	x	
	• Lymphödem	x	
Silymarin (Mariendistel)	• Leberschädigung *Vorsicht*: hohes Wechselwirkungspotenzial	x	
Sojasaponine	• direkte Wirkung gegen den Tumor nicht bewiesen *Vorsicht*: bei Hormonrezeptor-positivem Brustkrebs		x
Spirulina	• Immunstimulation		x

[4] Die Bewertung berücksichtigt nur die Gabe als zusätzliches Medikament.

Ergänzender Wirkstoff	Anwendungsgebiete	Individuelle Gabe möglich	Nicht empfehlenswert[4]
Squalen	• direkte Wirkung gegen den Tumor nicht bewiesen		x
Süßholzwurzel	• direkte Wirkung gegen den Tumor nicht bewiesen		x
Tangeritin (Zitrusflavonoide)	• direkte Wirkung gegen den Tumor nicht bewiesen *Bemerkung:* Bestandteil einer gesunden Ernährung *Vorsicht:* mögliche Stimulation am Östrogenrezeptor		x
Teufelskralle	• Schmerztherapie *Bemerkung:* ersetzt eine ausreichende Schmerztherapie nicht!	x	
Theanin	• direkte Wirkung gegen den Tumor nicht bewiesen		x
Thymusextrakt	• Immunstimulation	x	
Tragant	• Abschwächung der Nebenwirkungen einer Chemotherapie? (dies wird noch untersucht)		x

[4] Die Bewertung berücksichtigt nur die Gabe als zusätzliches Medikament.

Übersichten zu den ergänzenden Wirkstoffen und deren Verwendung

Ergänzender Wirkstoff	Anwendungsgebiete	Individuelle Gabe möglich	Nicht empfehlenswert[4]
Traubenkerzenöl	• direkte Wirkung gegen den Tumor nicht bewiesen *Bemerkung:* gesundes Öl im Rahmen der Ernährung		x
Traubensilberkerze	• Hitzewallungen	x	
Ukrain	• direkte Wirkung gegen den Tumor nicht bewiesen		x
Ursolsäure	• direkte Wirkung gegen den Tumor nicht bewiesen *Bemerkung:* Bestandteil einer gesunden Ernährung		x
Vitamin A	• direkte Wirkung gegen den Tumor nicht bewiesen *Bemerkung:* Bestandteil einer gesunden Ernährung *Vorsicht:* kann die Wirkung einer Chemo- oder Strahlentherapie abschwächen		x

[4] Die Bewertung berücksichtigt nur die Gabe als zusätzliches Medikament.

Ergänzender Wirkstoff	Anwendungsgebiete	Individuelle Gabe möglich	Nicht empfehlenswert[4]
Vitamin B_1	• Polyneuropathie (Erkrankungen des peripheren Nervensystems) *Bemerkung:* Bestandteil einer gesunden Ernährung		x
Vitamin B_6	• direkte Wirkung gegen den Tumor *Bemerkung:* Bestandteil einer gesunden Ernährung		x
Vitamin B_{12}	• allgemeine Kräftigung nach einer Tumortherapie *Bemerkung:* Bestandteil einer gesunden Ernährung; Vitamin B_{12} muss nach Entfernung des Magens regelmäßig gespritzt werden; regelmäßige Injektion während einer Chemotherapie mit Pemetrexed (Alimta®)		x

[4] Die Bewertung berücksichtigt nur die Gabe als zusätzliches Medikament.

Übersichten zu den ergänzenden Wirkstoffen und deren Verwendung

Ergänzender Wirkstoff	Anwendungsgebiete	Individuelle Gabe möglich	Nicht empfehlens-wert[4]
Vitamin C	• Kräftigung während einer Chemotherapie		x
	• hochdosierte Infusion: direkte Wirkung gegen den Tumor		x
	Bemerkung: Bestandteil einer gesunden Ernährung		
	Vorsicht: kann die Wirkung einer Chemotherapie ab-schwächen		
Vitamin D	• direkte Wirkung gegen den Tumor? (dies wird noch untersucht)	x	
	• Osteoporose(-gefahr)	x (und Kalzium)	
Vitamin E	• direkte Wirkung gegen den Tumor nicht bewiesen		x
	Bemerkung: Bestandteil einer gesunden Ernährung		
	Vorsicht: kann die Wirkung einer Chemotherapie ab-schwächen		
Weidenrinde	• Schmerztherapie	x	
	Bemerkung: ersetzt eine ausreichende Schmerz-therapie nicht!		

[4] Die Bewertung berücksichtigt nur die Gabe als zusätzliches Medikament.

Ergänzender Wirkstoff	Anwendungsgebiete	Individuelle Gabe möglich	Nicht empfehlenswert[4]
Weihrauch	• Hirntumor	x	
Wogonin (Scutellaria)	• direkte Wirkung gegen den Tumor nicht bewiesen		x
Zeaxanthin	• direkte Wirkung gegen den Tumor nicht bewiesen *Bemerkung:* Bestandteil einer gesunden Ernährung		x
Zeolithe	• direkte Wirkung gegen den Tumor		x
Zink	• Immunstimulation • Mundschleimhautentzündung nach einer Strahlentherapie	x	x
Zitrusflavonoide	• direkte Wirkung gegen den Tumor *Bemerkung:* Bestandteil einer gesunden Ernährung *Vorsicht:* mögliche Wachstumsanregung am Östrogenrezeptor bei Brustkrebs		x

[4] Die Bewertung berücksichtigt nur die Gabe als zusätzliches Medikament.

Kontaktadressen und Internetseiten

Liebe Leserin, lieber Leser,
oft ergeben sich für die von einer Tumorerkrankung Betroffenen oder deren Angehörige spezielle Fragen zu ergänzenden Wirkstoffen, für die der Rat von Experten oder sogar eine weitergehende Beratung notwendig ist.

Wenn ich von Beratung schreibe, so kann dies aus meiner Sicht nie ausschließlich auf Grundlage von zugesandten Fragen und auch noch so umfangreichen Krankenunterlagen erfolgen. Alle Erfahrungen zeigen, dass viele Empfehlungen, die ich aufgrund der mir zugesandten Unterlagen aussprechen würde, im persönlichen Gespräch in der Ambulanz dann ganz anders ausfallen, gerade wenn es um Fragen zur komplementären Onkologie geht.

Meine Kontaktdaten für die Vereinbarung eines persönlichen Gespräches und andere nützliche Informationen zum Thema komplementäre Onkologie finden Sie auf der Homepage des Arbeitskreises (www.akkom.de).

Mit den nachfolgend zusammengestellten Adressen habe ich Ihnen eine Auswahl von weiteren Ansprechpartnern zusammengestellt, über die Sie ebenfalls Informationen zu speziellen Fragestellungen erhalten.

Selbsthilfegruppen

Arbeitskreis der Pankreatektomierten e.V.
Haus der Krebs-Selbsthilfe
Thomas-Mann-Straße 40, 53111Bonn
Tel. (0228) 33 88 92 51, Fax (0228) 33 88 92 53
adp-bonn@t-online.de, www.adp-dormagen.de

Bundesverband der Kehlkopflosen und Kehlkopfoperierten e.V.
Annaberger Straße 231, 09120 Chemnitz
Tel. (0371) 22 11 18, Fax (0371) 22 11 25
info@kehlkopflosenbundesverband.de

Bundesverband Prostatakrebs Selbsthilfe e.V. (BPS)
Alte Straße 4, 30989 Gehrden
Tel. (05108) 92 66 46, Fax (05108) 92 66 47
bpsev@t-online.de, www.prostatakrebs-bps.de

Das Lebenshaus e.V.
Selbsthilfe für GIST-Patienten und Patienten mit Nierenkrebs
Usa-Straße 1, 61231 Bad Nauheim
Tel. (06032) 9 49 24 37, Fax (06032) 9 49 28 85
www.daslebenshaus.org

Deutsche Hirntumorhilfe e.V.
Karl-Heine-Straße 27, 04229 Leipzig
Tel. (0341) 5 90 93 96, Fax (0341) 5 90 93 97
info@hirntumorhilfe.de, www.hirntumorhilfe.de

Deutsche ILCO e.V.
Solidargemeinschaft von Stomaträgern und Menschen mit Darmkrebs
Thomas-Mann-Straße 40, 53111 Bonn
Tel. (0228) 33 88 94 50, Fax (0228) 33 88 94 75
info@ilco.de, www.ilco.de

Deutsche Kontinenz Gesellschaft e.V.
Friedrich-Ebert-Straße 124, 34119 Kassel
Tel. (0561) 78 06 04, Fax (0561) 77 67 70
info@kontinenz-gesellschaft.de, www.gih.de

Deutsche Leukämie- und Lymphomhilfe e.V.
Thomas-Mann-Straße 40, 53111 Bonn
Tel. (0228) 33 88 92 00, Fax (0228) 33 88 92 22
info@leukaemie-hilfe.de, www.leukaemie-hilfe.de

Deutsche Schmerzhilfe e.V. (DSH)
Sietwende 20, 21720 Grünendeich
Tel. (04142) 81 04 34, Fax (04142) 81 04 35
www.schmerzhilfe.org

Deutsche Schmerzliga e.V.
Adenauerallee 18, 61440 Oberursel
Tel. (0700) 3 75 37 53 75, Fax (0700) 37 53 75 38
info@schmerzliga.de, www.schmerzliga.de

Frauenselbsthilfe nach Krebs e.V. (Bundesverband)
Haus der Krebs-Selbsthilfe
Thomas-Mann-Straße 40, 53111 Bonn
Tel. (0228) 33 88 94 00, Fax (0228) 33 88 94 01
kontakt@frauenselbsthilfe.de, www.frauenselbsthilfe.de

Haarzell-Leukämie-Hilfe e.V.
Wildensteinstraße 15, 38642 Goslar
Tel. (05321) 8 10 03, Fax (05321) 38 96 24
eble@haarzell-leukaemie.de, www.haarzell-leukaemie.de

Koordination für Selbsthilfe in Nordrhein-Westfalen (KOSKON)
Friedhofstraße 39, 41236 Mönchengladbach
Tel. (02166) 24 85 67, Fax (02166) 24 99 44
selbsthilfe@koskon.de, www.koskon.de

Nationale Kontakt- und Informationsstelle zur Anregung und Unterstützung von Selbsthilfegruppen (NAKOS)
Wilmersdorfer Straße 39, 10627 Berlin
Tel. (030) 31 01 89 60, Fax (030) 31 01 89 70
selbsthilfe@nakos.de, www.nakos.de

Non-Hodgkin-Lymphome Hilfe e.V Selbsthilfeorganisation Nordrhein-Westfalen
Grundschötteler Straße 106, 58300 Wetter/Ruhr
Tel. (02335) 68 98 61, Fax (02335) 68 98 63
nhl.hilfe@t-online.de, www.non-hodgkin-lymphome-hilfe-nrw.de

Selbsthilfe-Bund Blasenkrebs e.V.
Siepmanns Hof 9, 45479 Mülheim/Ruhr
Tel. (0208) 6219 60 41, Fax (0208) 42 25 17
schroeder@selbsthilfe-bund-blasenkrebs.de, www.harnblasenkrebs.de

Selbsthilfegruppe für Erektile Dysfunktion
Weiherweg 30 A, 82194 Gröbenzell
Tel. (08142) 59 70 99
kontakt@impotenz-selbsthilfe.de, www.impotenz-selbsthilfe.de

Selbsthilfe nach Krebs und für Gefährdete e.V.
Hohenzollernstraße 24, 40211 Düsseldorf
Tel. (0211) 35 47 35
www.selbsthilfe-krebs.de

Selbsthilfevereinigung zur Unterstützung erwachsener Leukämie und Lymphom Patienten e.V. (S.E.L.P. e.V.)
Herrenstraße 34, 48167 Münster
Tel. (02506) 67 68, Fax (02506) 8 55 59
leukaemie-lymphom@selp.de, www.selp.de

Verein für von der von-Hippel-Lindau (VHL) Erkrankung betroffene Familien e.V.
Rembrandtstraße 2, 49716 Meppen
Tel. (05931) 92 95 52
info@hippel-lindau.de, www.hippel-lindau.de

Allgemeine Institutionen

Deutsche Gesellschaft für Senologie Geschäftsstelle
Postfach 30 42 49, 10757 Berlin
Tel. (030) 85 07 47 40, Fax (030) 85 07 98 27
mail@senologie.org, www.senologie.org

Deutsche Kinderkrebsstiftung
Adenauerallee 134, 53113 Bonn
Tel. (0228) 68 84 60, Fax (0228) 6 88 46 44
www.kinderkrebsstiftung.de

Deutsche Krebsgesellschaft e.V.
Straße des 17. Juni 106–108 , 10623 Berlin
Tel. (030) 3 22 93 29 00, Fax (030) 3 22 93 29 66
www.krebsgesellschaft.de

Deutsche Krebshilfe e.V.
Buschstraße 32, 53113 Bonn
Tel. (0228) 72 99 00, Fax (0228) 7 29 90 11
deutsche@krebshilfe.de, www.krebshilfe.de

Felix-Burda-Stiftung
(Informationen über Darmkrebs)
Rosenkavalierplatz 10, 81925 München
Tel. (089) 92 50 25 01, Fax (089) 92 50 27 13
kontakt@foundation.burda.com, www.darmkrebs.de

German Breast Group
GBG Forschungs GmbH
Schleussnerstraße 42, 63263 Neu-Isenburg
Tel. (06102) 7 48 00, Fax (06102) 748 04 40
info@germanbreastgroup.de, www.germanbreastgroup.de

Kompetenznetz Lymphome
Klinikum der Universität zu Köln
Haus Lebenswert, Geb. 61
Joseph-Stelzmann-Straße 9, 50924 Köln
Tel. (0221) 4 78 74 00, Fax (0221) 4 78 74 06
lymphome@medizin.uni-koeln.de, www.lymphome.de

Krebsinformationsdienst (KID)
des Deutschen Krebsforschungszentrums (DKFZ)
Im Neuenheimer Feld 280, 69120 Heidelberg
Tel. (0800) 4 20 30 40
krebsinformationsdienst@dkfz.de, www.krebsinformationsdienst.de

Theodor Springmann Stiftung
Reuchlinstraße 10–111, 10553 Berlin
Tel. (030) 44 02 40 79
auskunft@patiententelefon.de, www.inkanet.de; www.patientelefon.de

Kontaktadressen und Internetseiten

Tumorzentrum Ludwig Heilmeyer
Comprehensive Cancer Center Freiburg
Hugstetter Straße 55, 79106 Freiburg
Tel. (0761) 2 70 71 51, Fax (0761) 2 70 33 98 oder -71 52
kontakt@tumorzentrum-freiburg.de, www.krebs-webweiser.de

Tumorzentrum München (TZM)
Klinikum Großhadern
Marchioninistraße 15, 81377 München
Tel. (089) 70 95 47 52, Fax (089) 70 95 47 53
tumor@ibe.med.uni-muenchen.de, www.krebsinfo.de

Studiensekreatriat Morbus Hodgkin
Herderstraße 152–154, 50931 Köln
Tel. (0221) 4 78 60 32, Fax (0221) 4 78 63 11
Dhsg@biometrie.uni-koeln.de

Bildnachweise

Wir bedanken uns herzlich bei den nachfolgend aufgeführten Personen und Institutionen für die freundlicherweise zur Verfügung gestellten Fotos.

Titelei: Gingkoblatt: Teamarbeit © www.fotolia.de; S. V © sunpic/PIXELIO; S. XII © berwis/PIXELIO; S. XVII Maksym Gorpenyuk © www.fotolia.de.
S. 1 oben Witold Krasowski © www.fotolia.de; S. 1 unten © FH Aachen, INB, Thomas Schnitzler; S. 4 oben Sarie © www.fotolia.de; S. 4 unten Denis Pepin © www.fotolia.de; S. 6 Sven Hoppe © www.fotolia.de; S. 7 Sven Hoppe © www.fotolia.de; S. 10 © manwalk/PIXELIO; S. 11 bilderbox © www.fotolia.de; S. 12 oben hvoya © www.fotolia.de; S. 12 unten © BirgitH/PIXELIO; S. 13 © mirco1/PIXELIO; S. 14 (von links nach rechts) © Maren Beßler/PIXELIO; © HHS/PIXELIO; © GÜ/PIXELIO; © Mario Heinemann/PIXELIO; S. 15 (von links nach rechts) © Mario Heinemann/PIXELIO; © Markus Hein/PIXELIO; Tomo Jesenicnik © www.fotolia.de; danielschoenen © www.fotolia.de; S. 16 links arnowssr © www.fotolia.de; S. 16 rechts Matthias Gareis © www.fotolia.de; S. 17 oben teamarbeit © www.fotolia.de; S. 17 unten Uschi Hering © www.fotolia.de; S. 18 Olga Shelego © www.fotolia.de; S. 20 Igor Dutina © www.fotolia.de; S. 22 oben links Carmen Steiner © www.fotolia.de; S. 22 oben rechts fotomaximini © www.fotolia.de; S. 22 unten links juliannedev © www.fotolia.de; S. 22 unten rechts © Gabi Schoenemann/PIXELIO; S. 23 (von links nach rechts) Twilight_Art_Pictures © www.fotolia.de; © wrw/PIXELIO; Leonid Nyshko © www.fotolia.de; S. 24 eyewave © www.fotolia.de; S. 25 DGE-Ernährungskreis®; © Deutsche Gesellschaft für Ernährung e. V., Bonn; S. 27 matttilda © www.fotolia.de; S. 28 Robert Owen-Wahl © www.fotolia.de; S. 33 Pologir © www.fotolia.de; S. 35 © Kellermeister/PIXELIO; S. 36 Elke Dennis © www.fotolia.de; S. 39 links © Kellermeister/PIXELIO; S. 39 rechts gornist © www.fotolia.de; S. 41 links gennady © www.fotolia.de; S. 41 rechts Maksym Gorpenyuk © www.fotolia.de; S. 44 Braden Gunem © www.fotolia.de; S. 45 evgenyb © www.fotolia.de; S. 47 fred goldstein © www.fotolia.de; S. 48 Olga Lyubkina © www.fotolia.de; S. 49 Orlando Bellini © www.fotolia.de; S. 50 teamarbeit © www.fotolia.de; S. 51 Yurok Aleksandrovich © www.fotolia.de; S. 52 pgm © www.fotolia.de; S. 53 mumi © www.fotolia.de; S. 54 Christian Jung © www.fotolia.

Anhang

de; S. 55 © Gerald D. Carr; S. 56 Karin Jähne © www.fotolia.de; S. 57 links Monty Schumacher © www.fotolia.de; S. 57 rechts Ury © www.fotolia.de; S. 58 oben GiGiZ © www.fotolia.de; S. 58 unten (von links nach rechts) © bobby metzger/PIXELIO; © Markus Hein/PIXELIO; gornist © www.fotolia.de; S. 59 martine wagner © www.fotolia.de; S. 60 Bizroug © www.fotolia.de; S. 61 Reinhold Föger © www.fotolia.de; S. 62 Lucky Dragon © www.fotolia.de; S. 63 Bizroug © www.fotolia.de; S. 64 Veronika Bakos © www.fotolia.de; S. 65 © dixiland/PIXELIO; S. 66 © knipseline/PIXELIO; S. 67 augusto.italy © www.fotolia.de; S. 68 © Ginover/PIXELIO; S. 69 Lisa Vanovich © www.fotolia.de; S. 70 marocrando © www.fotolia.de; S. 71 ExQuisine © www.fotolia.de; S. 72 Chantelle Morris © www.fotolia.de; S. 73 © PIXELIO; S. 74 © Gerhard Stärk/PIXELIO; S. 75 © Peter Ochsenkühn/PIXELIO; S. 77 Birgit Kutzera © www.fotolia.de; S. 78 © Helmut Wolf; S. 79 Sven Bähren © www.fotolia.de; S. 80 Eisenhans © www.fotolia.de; S. 82 © Kurt F. Domnik/PIXELIO; S. 83 ExQuisine © www.fotolia.de; S. 84 CRAIG MCATEER © www.fotolia.de; S. 85 © Hans Peter Dehn/PIXELIO; S. 86 cristina © www.fotolia.de; S. 87 Andre © www.fotolia.de; S. 88 © wrw/PIXELIO; S. 89 Shariff Che'Lah © www.fotolia.de; S. 90 FOTO-RAMMINGER © www.fotolia.de; S. 91 Daniel Gilbey © www.fotolia.de; S. 92 claudio calgagno © www.fotolia.de; S. 93 © Kellermeister/PIXELIO; S. 94 (von links nach rechts) © Merel Black/http://wisplants.uwsp.edu; © Wurzlsepp/PIXELIO; © Ute Pelz/PIXELIO; S. 95 Oliver Rüttimann © www.fotolia.de; S. 96 Veronika Bakos © www.fotolia.de; S. 98 TravellingLens © www.fotolia.de; S. 99 Aron Hsiao © www.fotolia.de; S. 100 © Dagmar Ronczka/PIXELIO; S. 102 © Manfred Schütze/PIXELIO; S. 104 volff © www.fotolia.de; S. 107 Nadir Djama © www.fotolia.de; S. 108 Challiyan © www.fotolia.de; S. 109 eladora © www.fotolia.de; S. 110 oben Carmen Steiner © www.fotolia.de; S. 110 unten Vitali Maksimchuk © www.fotolia.de; S. 112 cbpix © www.fotolia.de; S. 113 Richard Carey © www.fotolia.de; S. 114 oben Richard Blaker © www.fotolia.de; S. 114 unten Ovidiu Iordachi © www.fotolia.de; S. 116 © Echino/PIXELIO; S. 117 Dominik Wieder © www.fotolia.de; S. 118 © wrw/PIXELIO; S. 119 © wrw/PIXELIO; S. 120 ilkka kukko © www.fotolia.de; S. 121 MONIQUE POUZET © www.fotolia.de; S. 122 oben © Verena N./PIXELIO; S. 122 unten links © Klaus-Uwe Gerhardt/PIXELIO; S. 122 unten rechts Profotokris © www.fotolia.de; S. 124 Igor Dutina © www.fotolia.de; S. 126 links Junior Gobira © www.fotolia.de; S. 126 rechts Claudio Baldini © www.fotolia.de; S. 127 Laurent FRIGARA © www.fotolia.de; S. 128 ExQuisine © www.fotolia.de; S. 129 © berwis/PIXELIO; S. 130 Ivan Uralskiy © www.fotolia.de; S. 131 rimglow © www.fotolia.de; S. 133 © Hans-Peter Deutsch/PIXELIO; S. 134 hvoya © www.fotolia.de; S. 135 Maria Brzostowska © www.fotolia.de; S. 136 Scott Harms © www.fotolia.de; S. 137 zentilia © www.fotolia.de; S. 139 matttilda © www.fotolia.de; S. 140 oben melkerw © www.fotolia.de; S. 140 unten Marek © www.fotolia.de; S. 142 © PIXELIO; S. 143 oben lofik © www.fotolia.

Bildnachweise

de; S. 143 unten Birgit Reitz-Hofmann © www.fotolia.de; S. 145 Denis Pepin © www.fotolia.de; S. 146 Birgit Reitz-Hofmann © www.fotolia.de; S. 147 Martina Berg © www.fotolia.de; S. 148 © Barbara Adams/PIXELIO; S. 149 abcmedia © www.fotolia.de; S. 150 sebastiandorn © www.fotolia.de; S. 151 Stefan Häuselmann © www.fotolia.de; S. 152 © Angelika Wolter/PIXELIO; S. 153 Amaro © www.fotolia.de; S. 154 Witold Krasowski © www.fotolia.de; S. 156 Torsten Märtke © www.fotolia.de; S. 157 Olga Lyubkina © www.fotolia.de; S. 158 © Forest & Kim Starr; S. 159 Rebel © www.fotolia.de; S. 161 Han van Vonno © www.fotolia.de; S. 162 Vetea TOOMARU © www.fotolia.de; S. 163 © sunpic/PIXELIO; S. 164 Digitalpress © www.fotolia.de; S. 166 lilith da vinci © www.fotolia.de; S. 168 © Takuya Izumi, www.shikoku-garden.com; S. 169 sil © www.fotolia.de; S. 171 © Gunda Schünemann/PIXELIO; S. 172 Yevgeniya Ponomareva © www.fotolia.de; S. 173 oben Liv Friislarsen © www.fotolia.de; S. 173 unten Douglas Freer © www.fotolia.de; S. 174 Claudio Baldini © www.fotolia.de; S. 175 chesterF © www.fotolia.de; S. 176 © Schemmi/PIXELIO; S. 177 Torsten Schon © www.fotolia.de; S. 179 fotomaximini © www.fotolia.de; S. 180 LA © www.fotolia.de; S. 181 © estee/PIXELIO; S. 182 robynmac © www.fotolia.de; S. 183 © www.ulsamer.at; S. 184 © Kristy Brady; S. 185 Christophe SAUVEUR © www.fotolia.de; S. 186 © Günther Dotzler/PIXELIO; S. 187 Foto: Ch. Berg, Botanischer Garten Graz, August 2008; S. 188 Robert Austin © www.fotolia.de; S. 191 Igor Dutina © www.fotolia.de; S. 192/193 © G.H.Stanjek, www.hydro-kosmos.de; S. 194 matthias fährmann © www.fotolia.de; S. 195 Christophe Baudot © www.fotolia.de; S. 196 Nathalie P © www.fotolia.de; S. 197 sobra © www.fotolia.de; S. 198 © Achim Lueckemeyer/PIXELIO; S. 199 Martina Misar © www.fotolia.de; S. 200 Sven Hoppe © www.fotolia.de; S. 202 © G. Marschalek, www.salamandra.at; S. 203 schweitzer-degen © www.fotolia.de; S. 204 Benjamin Haas © www.fotolia.de; S. 205/206 © Burkhard Bohne, Technische Universität Braunschweig; S. 207 © qay/PIXELIO; S. 208 © Peter Röhl/PIXELIO; S. 209 © H-j Spengemann/PIXELIO; S. 210 © Harald Wanetschka/PIXELIO; S. 211 arnowssr © www.fotolia.de; S. 213 Pefkos © www.fotolia.de; S. 214 Petra Gurtner © www.fotolia.de; S. 215 © Regina Kaute/PIXELIO; S. 216 oben links © Mario Heinemann/PIXELIO; S. 216 oben rechts TS © www.fotolia.de; S. 216 unten links teamarbeit © www.fotolia.de; S. 216 unten rechts MJPHOTO © www.fotolia.de; S. 219 © BirgitH/PIXELIO; S. 221 Udo Kroener © www.fotolia.de; S. 223 teamarbeit © www.fotolia.de; S. 225 FotoLyriX © www.fotolia.de; S. 227 © Edith Ochs/PIXELIO; S. 228 Lianem © www.fotolia.de; S. 229 ReSeandra © www.fotolia.de; S. 230 Falko Matte © www.fotolia.de; S. 231 Henne-Design © www.fotolia.de; S. 232 © Ernst Rose/PIXELIO; S. 233 Teamarbeit © www.fotolia.de.

Das verständliche Fachbuch für die mündige Patientin

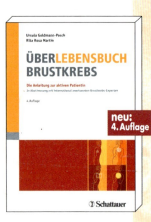

Ursula Goldmann-Posch, Rita Rosa Martin

Über-Lebensbuch Brustkrebs
Die Anleitung zur aktiven Patientin

Diagnose Brustkrebs – welche Fragen beschäftigen Frauen auf dem schweren Weg von der Entdeckung des Knotens in der Brust bis zur Zeit der Nachsorge?

Die Medizinjournalistinnen Ursula Goldmann-Posch und Rita Rosa Martin bereiten verständlich und kompetent die Grundlagen der Brustkrebsmedizin und die heutigen Behandlungsmöglichkeiten auf. Die beiden Autorinnen, selbst an Brustkrebs erkrankt, ermutigen die betroffenen Frauen zu einem selbstbewussten Umgang mit der Krankheit und mit ihren offenen Fragen – auch gegenüber Ärzten und Krankenkassen. Gleichzeitig gibt das Buch einfühlsame Hilfestellungen für die emotionale Bewältigung der Erkrankung.

Das „Über-Lebensbuch Brustkrebs" erscheint nun bereits in der vierten, komplett aktualisierten Auflage. Neben richtungsweisenden Ergebnissen internationaler Studien gehen die Autorinnen auf die zunehmende Bedeutung von Biomarkern und genetischen Merkmalen ein. Auch aktuelle Erkenntnisse zur Bestimmung des persönlichen Rückfallrisikos, etwa durch Gen-Expressionsprofile, werden vorgestellt. Ausführlich kommen moderne strahlentherapeutische Ansätze und neue Krebsmedikamente mit einer kritischen Einordnung ihrer Chancen und Risiken zur Sprache.

Dieses Powerpaket im Kampf gegen Brustkrebs gibt Patientinnen ein individuell nutzbares Instrument in die Hand und lässt sie der Diagnose Brustkrebs mit einer aktiven, informierten und selbstbewussten Haltung entgegentreten. Aber auch Ärzte können mit diesem Buch die brennenden Fragen ihrer Patientinnen erkennen und besser beantworten. So schließt sich der Kreis zu einer partnerschaftlichen Zusammenarbeit zwischen Therapeuten und Patientinnen.

- Verständliche und kompetente Aufbereitung fachlicher Grundlagen
- Konkrete, aktuelle Informationen zu Diagnose und Therapie
- Einfühlsame Hilfestellung für den emotionalen Umgang mit Brustkrebs

4., aktualisierte Auflage 2009. 384 Seiten, 15 Abbildungen, 26 Tabellen, kart., mit herausnehmbarem Therapietagebuch (80 Seiten)
€ 39,95 (D)/ € 41,10 (A) · ISBN 978-3-7945-2487-7
Mehr Infos: www.ueber-lebensbuch.de

„Das Buch ist hochsensibel, realistisch und sehr informativ geschrieben. Hätte ich es früher gehabt, hätte ich mir fünf Wochen telefonieren und Informationssuche gespart. Ein phantastisches Werk."
U. Arnolds, Patientin

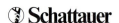

www.schattauer.de   Irrtum und Preisänderungen vorbehalten